钟南山

谈健康

钟南山 著

ZHONG NANSHAN
TAN JIANKANG

SPM 南方出版传媒

全国优秀出版社 全国百佳图书出版单位 广东教育出版社

·广 州·

图书在版编目（CIP）数据

钟南山谈健康／钟南山著. —广州：广东教育出版
社，2008.4（2021.6重印）
ISBN 978-7-5406-6935-5

Ⅰ. ①钟… Ⅱ. ①钟… Ⅲ. ①保健—基本知
识 Ⅳ. ①R161

中国版本图书馆CIP数据核字（2008）第049407号

责任编辑：李 宁 唐俊杰 杨利强
　　　　　苏 洁 杨 洁
漫画创作：赵晓苏
封面设计：陈宇丹
责任技编：许伟斌

广东教育出版社出版发行
（广州市环市东路472号12-15楼）
邮政编码：510075
网址：http://www.gjs.cn
广东新华发行集团股份有限公司经销
东莞市翔盈印务有限公司印刷
（东莞市东城区莞龙路柏洲边路段）
787毫米×1092毫米 16开本 9.625印张 2插页 190 000字
2008年4月第1版 2021年6月第11次印刷
ISBN 978-7-5406-6935-5
定价：38.00元
质量监督电话：020-87613102 邮箱：gjs-quality@nfcb.com.cn
购书咨询电话：020-87615809

出版人语

当冰雪渐渐消融，寒冷的冬季悄悄离去，才发觉春天温馨的时刻已经飘然而至。在这一刻，我们也许什么都可能忘记，但唯独忘不了的是2003年那场惊心动魄的没有硝烟的抗击非典的战斗。

胜利，我们击掌相庆；历史，需要我们永远铭记！

你一定记得那位有着山一样响亮的名字、有着山一样崇高品格的人，他就是钟南山——中国工程院院士，中华医学会前会长，一个曾经"感动中国"的医学大家。他是抗非典的领军人物，为控制疫情的蔓延作出了重要贡献。是他，在疫情初期、人心不稳的时刻，以科学的态度指出非典"可防、可治、可控"；是他，以一种视死如归的英雄姿态高呼"将最危重的病人集中收治到我们这里"；是他，率先带领团队摸索出一套行之有效的治疗方案；是他，不顾非议，倡导国际科技大协作，对付全人类共同的疫魔。

"小康不小康，关键看健康。"抗击非典后，虽然工作颇为繁忙，但是钟南山院士仍心忧国人身心健康，曾向国家有关领导人和部门提出"青少年'高身材，低体质'

令人担忧"等问题，并多次在全国"两会"上对社会关注的医疗改革提出议案。2020年，当新型冠状病毒肺炎疫情再次肆虐时，84岁耄耋之年的钟南山院士与科学家们、一线医务工作者全力奋斗在抗疫一线。每天，我们都在为他们的事迹所感动。当民众对疫情并不在意时，"新型冠状病毒肺炎肯定存在人传人，病毒很可能来自野味……""10天到14天是一个很好的隔离观察期，潜伏期过去了，发病的及时治疗，没发病也就没病"……这些话从钟南山院士的口里说出。一句真话能够比整个世界的分量还重，我们觉得特别安心。关于疫情，人们就是信任钟南山院士。他也是一位热心的健康理念传播者，多次应各级政府部门和企事业单位邀请，作《最好的医生是你自己——我的健康我做主》专题健康讲座。所到之处，听者众多，反响强烈。钟院士从自身健康出发，从科学角度出发，畅谈生活在一个急剧变化、激烈竞争时代人们的健康、亚健康，影响人类健康的决定性因素和人类的健康基石等问题，可谓振聋发聩，一语惊醒梦中人。

钟院士在报告中提出了许多健康新理念，比如："健康就像一颗空心玻璃球，一旦掉到地上就会粉碎，就一切化为乌有；工作如同一个皮球，掉下去后还能再弹起来"，"生命有限，健康无价"，"健康是条单行线，只能进不能退"，"人，应该学会关爱自身健康"，"早防早治，轻伤要下火线"，"20年前的生活方式决定20年后的身体状况"，等等，并提出了一些操作性比较强的自我保健和自我检查方法。有许多听众反映，聆听了钟院士的健康报告后如沐浴健康春风，多年以来萦绕心头关于健康的诸多问题得以释解，心情豁然开朗。

钟院士总结了健康的五大基石——心理平衡、合理膳食、戒烟限酒、适当运动、早防早治。他尤为关注早防早治问题，钟院士举证：在中国，排名前十的疾病，像肿瘤、高血压、糖尿病、冠心病、慢性阻塞性肺疾病等，一般都是先出现一些小的指标异常，往往是经过五年、十年，甚至十五年后才慢慢发展成为心肌梗塞、脑血管意外等致命的问题。很多中青年人以为自己年轻，身体好，通常身体出现异常状况的时候都不太重视，不理会，死扛硬撑，到了问题严重的时候才去医院，结果造成无法挽回的损失，甚至付出生命的代价。

钟院士认为：早防早治是小投入大回报。一般对健康比较重视的人都是年纪比较大的人，如果把时间前移二三十年，在身体好的时候就重视防治，可以做到以最小的投入取得最大的回报。他介绍在临床工作中开展健康教育活动，为住院治疗的哮喘病患者提供自我管理信息，帮助病友学会自我管理技术，结果使哮喘病复发率减少了75%，住院时间减少了54%，大大减轻了患者的经济负担和心理负担。

钟院士强调，在人群中最不健康的1%和患慢性病的

19%共用了70%的医疗卫生费用。最健康的70%人口只用了10%的医疗卫生费用。

我们不能保证自己永远健康,每个人都有机会成为最不健康的1%或患慢性病的19%,但要有"我的健康我做主"的理念,定期检查,做到早发现、早诊断、早治疗,把疾病控制在萌芽期。如此防患于未然,不但可以大幅度地减少患病机会,减少个体的痛苦,甚至可以有效地延长国民的平均健康寿命,还可以节约大量的国家资源。所以说,钟院士积极投入预防医学、倡导科学的健康观念,乃是一件利国利民、少花钱多办事,甚至不花钱也能办事的极有意义的事业。

钟院士的健康报告精彩生动,听众受益良多,内容不胫而走,各地广为传播。广东教育出版社本着与钟院士携手共同推进预防医学、普及科学健康观念这一事业的宏愿,经与钟院士多次磋商,编辑出版了钟院士首本内容深入浅出的健康读本。

本书是钟院士以其几个主要健康报告为蓝本,精心编写而成。为了方便阅读,将内容分为上、中、下编,适当加入小标题,并从正文中摘录钟院士关于健康的精辟话语,配上彩色图画,以期让读者赏心悦目、有所启迪。

我们为能与钟院士合作而倍感荣幸,如果本书的出版,能为广大读者的健康和中华民族的强盛尽一份绵薄之力,将是我们莫大的欣慰。

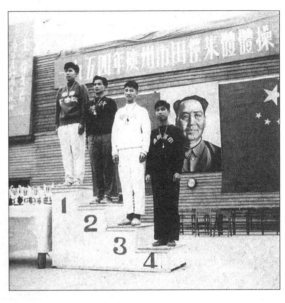

1954 年，钟南山在广州市田径比赛中获得第四名

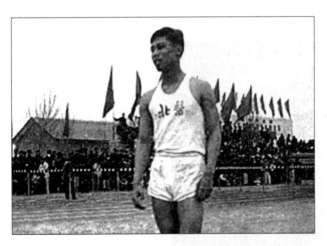

1960 年，钟南山在北京医学院读大学时的赛场风姿

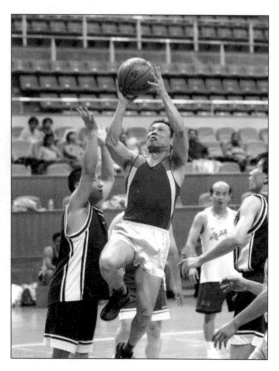

钟南山突破上篮（2003年抗击非典后）

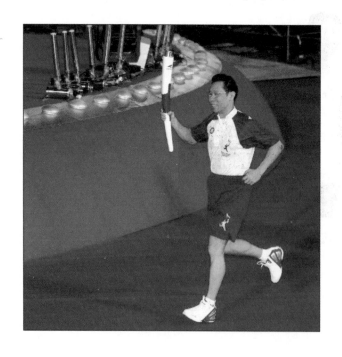

2006 年 10 月 25 日，多哈亚运会火炬传递至广州，钟南山是最后一棒火炬传递手

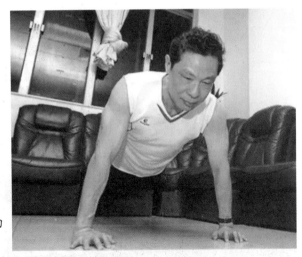

2009 年，73 岁的钟南山在家里做俯卧撑

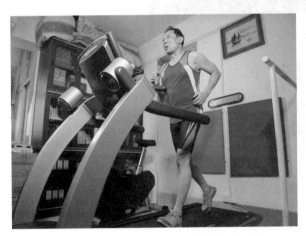

2018 年，82 岁的钟南山在十多平方米的家庭健身房里跑步锻炼

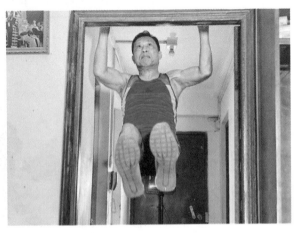

2018 年，82 岁的钟南山在家里做引体向上训练

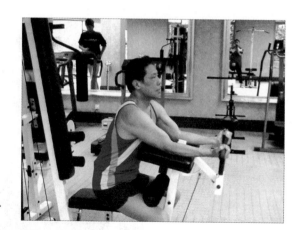

钟南山在健身房健身

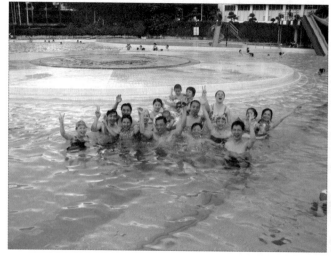

钟南山与同事一起畅游

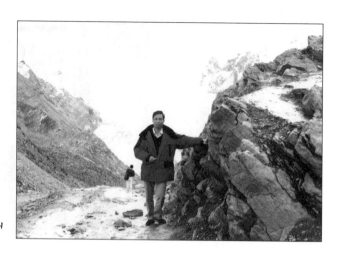

钟南山登山

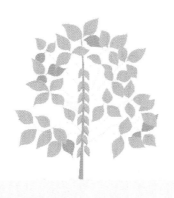

目录
Contents

上编 关于健康

"有了健康并不等于有了一切，但没有健康就等于没有一切。"

我们生活在一个急剧变化、激烈竞争的时代，这个时代为奋斗者提供了广阔的天地。我们都在拼搏，在争取更多的成绩，在不断地挑战人生的高度，同时也一次又一次地挑战我们身体的极限。不幸的是，有的人从健康"银行"里"预支"过多，以致疾病缠身，有的人甚至因过度劳累，早早地离开了这个世界。

中编 健康由健康的生活方式决定

在影响人类健康的决定性因素中，遗传、社会环境、自然环境等因素都不是我们所能够左右的，唯有生活方式，我们可以自己选择它、控制它和改变它。因此，我们应该记住，最好的医生是自己——我的健康我做主。

下编 健康的五大基石

生命有限，健康无价。健康是条单行线，只能进不能退。人应该学会关爱自身健康，提高自我保健意识。84岁的年龄，40岁的身体，30岁的心态，并不是神话。

心理平衡

一切不利的影响因素中，最能使人短命夭亡的莫过于不良的情绪和恶劣的心境，如忧虑、惧怕、贪求、怯懦、嫉妒和憎恨等。

——胡天兰德

合理膳食

早饭要吃饱(30%)，午饭要吃好(40%)，晚饭要吃少(30%)。"若要身体安，三分饥和寒。"饮食"多样化"，多吃各种颜色的青菜、水果，多吃白肉，限制高脂肪尤其是动物性脂肪食物，限制酒精的摄入量。

戒烟限酒

吸烟可以导致40多种致命疾病，包括口腔癌、食道癌、喉癌、肺癌、胃癌等，几乎所有的人体组织、器官或系统均可受到吸烟的危害。据了解，全世界每年死于与吸烟有关疾病的人数高达300万人，相当于每10秒钟就有1人死亡。专家预计这一数字在2020年将上升到1000万人。

适当运动

什么时候，你把体质锻炼和功能锻炼看成跟吃饭、工作、睡觉一样，是生活中不可或缺的重要组成部分，那么，你的精神境界将会达到一个新的高度。

早防早治

我们不能保证自己永远健康，每个人都有机会成为最不健康的 1% 或患慢性病的 19%，但要有"我的健康我做主"的理念，定期检查，做到早发现、早诊断、早治疗，把疾病控制在萌芽期。

关于健康

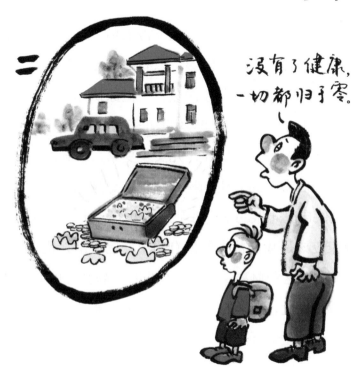

"有了健康并不等于有了一切，但没有健康就等于没有一切。"

我们生活在一个急剧变化、激烈竞争的时代，这个时代为奋斗者提供了广阔的天地。我们都在拼搏，在争取更多的成绩，在不断地挑战人生的高度，同时也一次又一次地挑战我们身体的极限。不幸的是，有的人从健康"银行"里"预支"过多，以致疾病缠身，有的人甚至因过度劳累，早早地离开了这个世界。

21世纪是长寿世纪。美国学者提出，到2080年全球人口平均年龄可达到97岁，女性平均年龄达到100岁。在1999年的国际老年节上，联合国前秘书长安南曾向全世界宣称"人人都能享受100年"。我国民间也有"百岁笑嘻嘻，九十不稀奇，八十多来兮，七十小弟弟，六十摇篮里"的顺口溜。六十岁才活了一半，还要重新挑战人生。由此看来，"人生七十古来稀"这句老话要进博物馆了。长寿的基础是什么？是健康。只有健康才能长寿。著名健康教育专家洪昭光有句话让我印象深刻："健康快乐100岁，天天都有好心情，60岁以前没有病，健健康康离退休，80岁以前不衰老，轻轻松松100岁，自己少受罪，儿女少受累，节省医药费，造福全社会。"我相信大家的愿望和我一样，就是身体健康，愉快地享受生活，可以做自己想做的事。每个人在世上会拥有或多或少的财富，我认为健康应该是我们首先所拥有的第一笔财富，也是最珍贵的财富。因为失去了这种财富，其他所有的财富都没有依附存在的基础。居里夫人曾经说过，科学的基础是健康的身体，一个忽视健康的人，就等于拿自己的生命开玩笑。

有健康才有将来

"有时候死亡并不是什么悲哀的事情，至少能永久地休息了……"如果有人这样与你交流对生死的看法，你能猜出他的职业么？这是一位IT（Information Technology信息技术）企业的员工在爱立信（中国）通信有限公司前总裁杨迈逝世后留在网络论坛上的感言，这并不完全是牢骚和抱怨，也绝对不是逃避，而是一种发自内

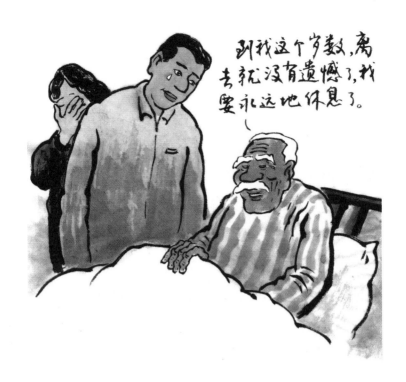

心最真实的想法。2004年4月8日傍晚，杨迈来到了健身房。他有健身的习惯，但因为前段时间出差去上海，一直忙于工作上的事，数次推迟了固定的健身计划。然而他没有想到，这一次让他付出了生命的代价。连日超负荷的高强度工作，他的心脏已不能承受剧烈的运动，在跑步机上跑步的时候，杨迈的心脏突然停止了跳动，这个"所有时间都用来工作"的瑞典男人毫无征兆地轰然栽倒在跑步机上，年仅54岁。

我们再来看看国际知名通信公司技术工程师小张的生活：每天工作时间从早上9:00到次日凌晨2:00，中间仅有两个小时休息，包括吃饭和上下班途中，下班回家后有时还要继续工作。小张感觉身体状况十分不好，又没有时间锻炼。但没有办法，因为无论是公司还是自己，压力都很大，公司面临激烈的竞争，员工面临严格的考核，如果不努力，随时都有被淘汰的可能。所以小张的精神始终处于紧张状态。对于杨迈之死，小张没有太多的想法，他认为既然自己选择了这份工作，就应该预料到这样的结果。现在是一个竞争的时代，工作不拼命，就会被人取代，不敢有懈怠。自己还年轻，身体还扛得住。

我注意到网上对于杨迈之死的看法，很多人在惋惜、哀叹，对这样的现状表示不满，但是又流露出无奈，并没有改变这种现状的考虑。大家都认为只有积极工作才是合格员工的表现，默认了为公司超时劳动的行为。

我们生活在一个急剧变化、激烈竞争的时代，这个时代为奋斗者提供了广阔的天地。为了生活，为了发展，我们都在拼搏，在争取更多的成绩，不断地挑战人生的高度，这种积极进取的价值观值得提倡。但我不赞成为了工作一次又一次地挑战身体的极限，这种做法很危险。有的人从健康"银行"里"预支"过多，以致疾病缠身，有的人甚至因过度劳累，早早地离开了这个世界。这是悲剧，要避免它的发生，不要过度透支健康。我希望大家尽早认识到这一点，尽量加强自我保健，用心照料自己的身体，让自己有一个健康的身心，然后在这座"青山"上栽种"财富"的幼苗，播下"事业"的种子，再尽心尽力地耕耘、浇灌，最后收获成功的人生。

一场急病给我敲响了警钟

我相信一句古话："祸兮福之所倚，福兮祸之所伏。"这句话的意思，就是要我们学会辩证地看待人生的挫折。

我对此深有体会。一直以来，我都认为自己的身体很棒。在2003年抗击非典的时候，我们收治了很多重症病人，这又是一种新发疾病，在治疗上没有先例可循。为了找到有效的方法，我们的工作几乎不分昼夜，当时感觉到自己的身体有些透支了。但特殊时期，我并没有太在意。后来非典被控制住了，按理该休整一下，但我认为自己"底子好"，并没有停下来，工作仍然照旧。2004年8月23日，我刚从北京出差回来。在北京的几天，由于主持会议，准备发言，找人谈话，每晚都到凌晨一两点才睡。回到广州，本来已经很累，但第二天有几个学生约我进行羽毛球比赛，我去了，接连打了两场，都赢了。这些学生不服气，非要和我多打一场，虽然打下来了，但觉得身体受不了，筋疲力尽。24日凌晨，我在睡梦中突然觉得心脏不舒服，胸闷，有点呼吸困难，到了天亮我才去医院。经过紧急检查，原来是心脏发生了小面积的心肌梗死，幸亏发现得早，我接受了心脏支架手术，很快就康复了。

这次生病给我的自信心很大的打击，我的心情非常低落，情绪很悲观，觉得自己的身体大不如以前了。有一天，我在散步的时候，在上海工作的表哥给我打来了电话。他第一句话就说："祝贺你！很幸运。"我当时一听有点不高兴，我这么倒霉，还有什么好祝贺的呢？没想到表哥接着说："之所以祝贺你，第一，是因为你这个病没有发生在出差途中特别是在国外，可以很及时地到医院就诊。第二，梗死的只是很小一段血管，不是重要部位。第三，这件事正好给你一个警告：要注意身体了！"

表哥的一席话让我的心情豁然开朗。是啊，如果不是这次小小的意外给我敲响了警钟，我可能还会像以前那样喜欢吃煎炸油腻的东西，喜欢吃肉，不喜欢吃菜，工作起来忘记休息……如果一直这样下去的话，我可能一下子就完了。但现在，很多生活上的坏习惯我都改正了，这件坏事不正可以变成好事吗？

健康的定义

健康很重要，可什么是健康？这个问题有点像《红楼梦》的观后感，可能每个人都有自己的看法。有人认为，不生病就是健康；有人认为，身体的各项功能正常就是健康；还有人戏谑说：吃光花光，身体健康！也有人认为，人健康的五个条件是"吃得快，走得快，便得快，说得快，睡得快"，就是说一个人食欲好，肌肉功能好，消化能力好，神经系统好，思维敏捷，能迅速准确地理解并回答对方谈话的内容和提示的问题，即基本上反映他的身体是健康的。一些词典对健康的解释是："身体各组织生理机能正常，没有病。"以上这些说法都有一定的道理，但都不全面。现代医学经过全面研究和长期的观察总结，认为一个人的健康不仅是没有病，也不仅指人的解剖和生理功能正常，还应该包括：健康的个性和人格、正常的心理、完整的社会适应能力和良好的人际关系。这是很有道理的，我们很难设想一个人虽然不生病，但一天到晚郁郁寡欢，会是一个健康的人；也很难设想，一个人生理功能虽然正常，但和周围的人格格不入，总给别人和自己带来不愉快，会是一个健康的、健全的人。看来要想达到真正的健康，并不是一件容易的事，不仅要具备一定的医学卫生知识，锻炼出强健的体魄，还应陶冶情操，培养良好的个性与人格，进行社会适应能力和人际关系的训练。这些都做到了，才是真正健康的人。

在众多关于健康的论述中，我认为世界卫生组织（WHO）为健康下的定义比较权威和全面：

1. 有足够充沛的精力，能从容不迫地应付日常生活和工作的压力而不感到过分紧张。

2. 处事乐观，态度积极，乐于承担责任，事无巨细不挑剔。

3. 善于休息，睡眠良好。

4. 应变能力强，能适应外界环境的各种变化。

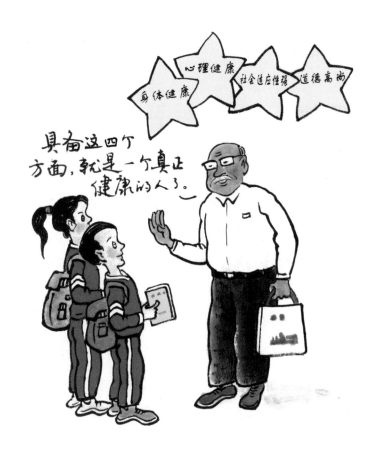

5. 能够抵抗一般性感冒和传染病。

6. 体重适当，身体匀称，站立时，头、肩、臀位置协调。

7. 眼睛明亮，反应敏锐，眼睑不易发炎。

8. 牙齿清洁，无蛀洞，无痛感，齿龈颜色正常，无出血现象。

9. 头发有光泽，无头屑。

10. 肌肉皮肤富有弹性。

概括起来，世界卫生组织提出人的健康标准分为四个方面：

第一，身体健康；

第二，心理健康；

第三，社会适应性强；

第四，道德高尚。

认识亚健康

我在临床工作中，经常碰到这样的患者，他们觉得自己的身体容易疲劳、注意力不集中、记忆力下降、情绪低落，以为得了什么病，赶紧上医院，可是检查的各项化验结果却显示无异常。他们很不理解，为什么明明身体不舒服，却又查不到原因？其实，这些症状就是人们常说的亚健康。

世界卫生组织给健康的定义是躯体、精神以及社会交往方面的完美状态，而不仅是身体强壮或没有疾病。当这种完美状态发生失调，并且持续发展，就进入"亚健康"状态。亚健康反映人在身体、心理和社会环境等方面的不适应，是一种介于健康与疾病之间的临界状态。通俗地讲，就是我们自己往往感觉难受，但到医院检查却发现不了什么问题。国内外的研究表明，现代社会符合健康标准者仅占人群总数的 15% 左右。有趣的是，人群中已被确诊为患病，属于不健康状态的也占 15% 左右。如果把健康和疾病看作是生命过程两端的话，那么它就像一个"两头尖、中间凸"的橄榄，中间凸出的一大块，正是处于健康与疾病两者之间的过渡状态——亚健康。我还想指出的是，至少超过 10% 的人介于潜临床和疾病之间，可称作"前临床状态"，指已经有了病变，但症状还不明显或还没引起足够重视，或未明确诊断，或即便医

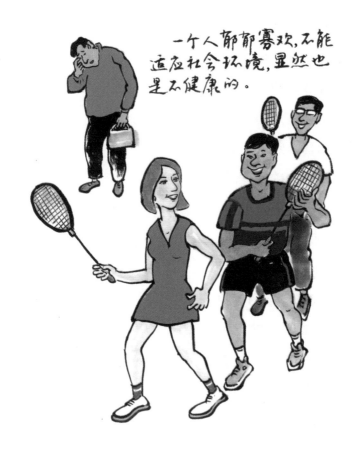

一个人郁郁寡欢，不能适应社会环境，显然也是不健康的。

生做了检查，然而一时尚未查出。严格地说，这一类已不属于亚健康，而是有病的不健康状态，只是有待于明确诊断而已。因此，扣除这部分有病的不健康人群，也有不少研究者认为亚健康者约占人口的 60%。许多处于亚健康状态的人，以为自己是健康人，实际上在面对同样的工作和生活压力时，他们却不能像健康人那样轻松地承受。因此，正确地认识亚健康状态以及亚健康状态形成的因素，是预防和治疗亚健康状态的前奏。

亚健康状态的形成与许多因素有关，我们可通过状态症状来判断：

1. 精神紧张，焦虑不安。

2. 孤独自卑，忧郁苦闷。

3. 注意分散，思考肤浅。

4. 容易激动，无事自烦。

5. 记忆闭塞，熟人忘名。

6. 兴趣变淡，欲望骤减。

7. 懒于交往，情绪低落。

8. 易感疲劳，眼易疲倦。

9. 精力下降，动作迟缓。

10. 头昏脑涨，不易复原。

11. 久站头晕，眼花目眩。

12. 肢体松软，力不从心。

13. 体重减轻，体虚力单。

14. 不易入眠，多梦易醒。

15. 晨不愿起，昼常打盹。

16. 局部麻木，手脚易冷。

17. 掌腋多汗，舌燥口干。

18. 自感低烧，夜常盗汗。

19. 腰酸背痛，此起彼伏。

20. 舌生白苔，口臭自生。

21. 口舌溃疡，反复发生。

22. 味觉不灵，食欲不振。

23. 反酸嗳气，消化不良。

24. 便稀便秘，腹部饱胀。

25. 易患感冒，唇起疱疹。

26. 鼻塞流涕，咽喉肿痛。

27. 憋气气急，呼吸紧迫。

28. 胸痛胸闷，心区压感。

29. 心悸心慌，心律不齐。

30. 耳鸣耳背，易晕车船。

……

我要提醒的是，当你在日常生活中感觉身体不舒服——累，心里不安宁——烦，行为不恰当——躁，情感不如意——灰，如果经常性有这些症状，你要当心，可能自己处在亚健康状态中。

多数白领处于亚健康状态

我国的亚健康人群数量很大，尤其集中在"高学历、高收入、高压力"的白领或金领人士，其快速增长趋势已经超过欧美发达国家。

我收集了一些统计数据，有助于大家直观感受亚健康的严重情况。

2002 年中国保健科技学会在全国 14 个省（直辖市）统计亚健康比例：

四川 61.90%	福建 70%
河南 62.83%	江苏 70.83%
陕西 64.99%	山东 71.23%
重庆 65.78%	天津 73.01%
河北 65.98%	上海 73.48%
湖南 67.99%	广东 73.77%
辽宁 68.99%	北京 75.31%

北京某健康体检中心为 12 万名白领阶层人士进行体检的结果（2004 年 10 月）如下：

白领阶层人士体检结果表

体检项目	占有率
异常项目	89%
高血脂	27.89%
脂肪肝	26.61%
高血压	14.47%
糖尿病	5.88%
心电图异常	9.43%
妇科病	12.35%
肿瘤	50 人 /10 万
慢性疲劳综合征	35.23%
亚健康状态	69.53%

中国企业家健康状况调查如下：

中国企业家健康状况调查

身体状况	占有率
肠胃消化道疾病	30.77%
高血糖，高血压，高血脂	23.08%
吸烟和饮酒过量	21.15%
慢性疲劳	90.6%
记忆力下降	28.3%
失眠	26.4%

通过上面的数据，可以看到大多"三高"的白领人士或企业家处于亚健康状态。我们也发现，比例最高，也就是处于亚健康状态人数最多的是北京，其次是广州、上海。而这三个地方，恰恰是我国经济发达地区，同时也是工作节奏快、竞争压力大的地区。

教育战线上的亚健康状况也不容乐观。据统计，我国高校教师的亚健康发生率为 69.18%，其中 30～40 岁教师的发生率最高，达到了 79.17%。另外，女性重度亚健康的发生率明显高于男性，其主要危险因素包括工作压力、心理因素和不良行为习惯等。中度亚健康的教师比例占调查人数的 44.21%，有 36.84% 的人认为自己处于亚健康状态。调查还显示，教师中的亚健康比例高于行政和其他人员，并有向职业疾病发展的趋向。例如，70.29% 的教师有不同程度的咽喉痛，80.15% 的教师感到颈部酸痛，79.23% 的

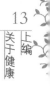

教师感到腰背酸痛和下肢麻木、胀痛等。疲劳是大学教师普遍感到的一种症状，这也是亚健康状态的典型症状。我是一名教育战线上的老兵，看到这个数据感到很难受。

中国"亚健康"人群比例已达 70%

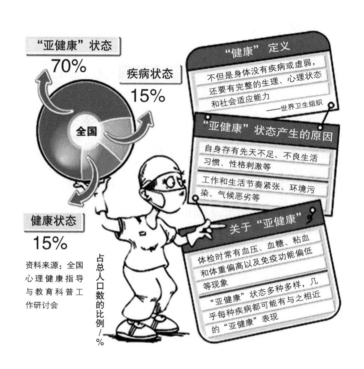

"亚健康"状态
70%

疾病状态
15%

全国

健康状态
15%

占总人口数的比例 /%

资料来源：全国心理健康指导与教育科普工作研讨会

"健康"定义

不但是身体没有疾病或虚弱，还要有完整的生理、心理状态和社会适应能力
——世界卫生组织

"亚健康"状态产生的原因

自身存有先天不足、不良生活习惯、性格刺激等

工作和生活节奏紧张、环境污染、气候恶劣等

关于"亚健康"

体检时常有血压、血糖、粘血和体重偏高以及免疫功能偏低等现象

"亚健康"状态多种多样，几乎每种疾病都可能有与之相近的"亚健康"表现

人有三种年龄

三国时代，曹操就认识到"我命在我不在天"。在科技飞速发展的今天，已有可能真正实现这句话了。让我们摆脱年龄的羁绊，走出年龄的误区，把延缓衰老的主动权掌握在自己手里。我今年84岁了，但很多第一次见到我的人总是不相信我的真实年龄，都问："您有那么老吗？"他们看我怎么也不像这个岁数的人。对于这一点，我很自豪，我是84岁的年龄，40岁的身体，30岁的心态。这里，涉及人的三种年龄问题。

人的三种年龄指的是自然年龄、生理年龄和心理年龄。自然年龄，就是我们的实际年龄，例如我今年84岁。生理年龄，指人的生命自然演化的过程，身体功能、形态等表现出来的年龄。有的人实际年龄是中年，但会出现全面衰老的迹象，头发白了，满脸皱纹，体弱多病，看上去就像是六七十岁的人，那么可以理解为他的生理年龄有六七十岁了。有的人年过半百，红光满面，青春依旧，就是因为他的生理年龄比实际年龄小。还有心理年龄，它是根据人的心理老化程度来确定的，也就是看一个人有没有健康的心态。实际年龄相同的人，生理年龄和心理年龄可能会有很大的差异。一个人有好的心态，反过来会改善他的生理年龄。有的人虽已垂暮之年，仍雄心未泯，志在千里，曹操就赋诗"老骥伏枥，志在千里；烈士暮年，壮心不已"。心理年龄不受时间的支配，邓小平同志年届八十，而心态充满活力，南方谈话时提出"发展才是硬道理"，扬起了我国改革开放的大帆。许多科学家

上编 关于健康

两鬓斑白，但在科学研究的征途中，仍保持着旺盛的精力和孩子般的好奇心。而有些年轻人情绪颓废，扬不起生活的风帆，心理衰老，但若更新观念，重振雄心，他（她）的心理年龄会变得年轻。运动是保持生理年龄"年轻"的有效方式。我注意到儿科医生一般都很长寿。为什么？就是因为他们整天跟孩子在一起，心态好。像北京儿童医院的胡亚美院士快九十岁的时候，你跟她聊起来，她讲话啊，性格啊，就像小孩一样，她最得意的是别人叫她的绰号"胡小跑"，因为胡院士走路非常轻快，当然显得年轻了。有些专家的研究表明，一个人若有好的生活细节，那么他将拥有比自己自然年龄年轻很多的生理年龄。

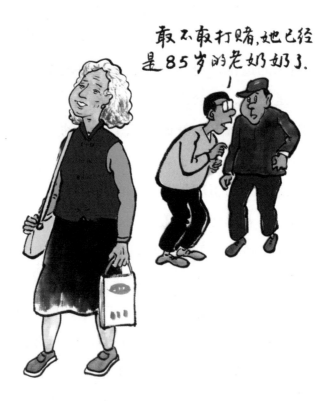

我相信很多人曾深深感叹过自己"未老先衰"的状况。这其实是生理年龄老化的缘故。生理年龄是一个比较新颖的课题，大家可能会比较在意自己的心理年龄，但是对生理年龄并不清楚，或者单纯地认为是自然年龄，实际上这是不科学的。如何保持一个年轻的生理年龄？不同的试验表明，人们的信仰和期望会影响到身体。我看过一份实验报告，对一组70岁以上的老人进行调查，要求他们在一段时间里像20岁以下的青年人一样开展活动，也就是说，引导他们改变心理年龄，结果这些人记忆力、视力和听力的敏捷度都得到了相应的改善。而要求另一组40岁的中年人对外界封闭、静止，久而久之，他们的心理、生理反应与同辈人的反应相差甚远。这个实验说明，我们的见解、期望和精神状态极大地影响着我们的肌体。单纯的身体锻炼、强壮体魄、休闲保养是重要的一方面，但生理年龄、心理年龄的不断"年轻化"具有不可替代的作用。

高收入人群老得快

有研究发现，高收入人群老得特别快，30～50岁的人，其反映机体生理功能的体内脱氢表睾酮水平只及同龄正常人平均值的60%，也就是说其生理年龄往往比自然年龄要老10～13年。2006年中国科学院的一项调查显示，我国知识分子平均寿命仅为58岁，低于全国平均寿命10岁左右，并且这个阶层的早死现象正在加剧，25～59岁人群中，女性死亡率为10.4%，男性死亡率为16.5%。为什么会这样？我认为生活压力、精神压力和无规律的生活就是催人

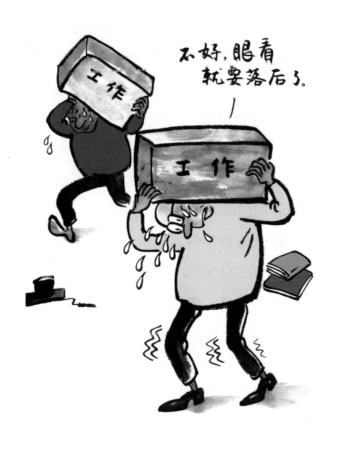

衰老的"杀手"。有一个针对不同职业人群生理年龄、心理年龄的测试研究，入选的对象包括 179 名产业工人、184 名教师和 174 名企业管理干部，测试与入选对象老龄化程度密切相关的生理变量以及反映心理老龄化的指标，然后计算他们的生理年龄和心理年龄。结果发现，在产业工人、教师和企业管理干部人群间生理年龄有明显差别，而心理年龄差别不明显（见表 1）。不论是生理年龄高于实际年龄、心理年龄高于实际年龄以及两者均高于实际年龄的人群中，产业工人比例均明显高于教师和企业管理干部。这说明体力劳动者"未老先衰"的几率高于脑力劳动者或脑力体力结合者。教师的比例也较企业管理干部高，说明脑力劳动人群"未老先衰"的几率也高于脑力体力结合者（见表2）。

表 1　不同职业人群生理年龄、心理年龄

级别	调查人数	生理年龄 / 岁		心理年龄 / 岁	
		$\bar{x} \pm s\bar{x}$	$\bar{x} \pm s\bar{x}^a$	$\bar{x} \pm s\bar{x}$	$\bar{x} \pm s\bar{x}^a$
产业工人	179	47.8±6.4	47.61±0.19	49.1±7.0	48.89±0.29
教师	184	44.8±9.7	47.12±0.16	45.9±9.4	48.10±0.25
企业管理干部	174	48.9±6.0	46.72±0.15	50.7±6.2	48.55±0.23

表 2　各职业人群生理年龄、心理年龄高于实际年龄者所占比例

组别	总人数	PhA > CA		PsA > CA		PhA > (PhA + PsA) > CA	
		人数	百分率 /%	人数	百分率 /%	人数	百分率 /%
产业工人	179	91	50.84**	122	68.16**	74	41.34**
教师	184	51	27.72**	83	45.11	35	19.02
企业管理干部	174	22	12.64	77	44.25	13	7.47

　　经 χ^2 检验，** P<0.01；PhA：生理年龄；PsA：心理年龄；CA：日历年龄

中年是生命保护期

　　巴金先生说过："美丽的中年，是最成熟的时期，海阔天空，任我翱翔。"人们常用"年富力强"来概括中年人。中年人究竟指

哪个年龄段呢？最通常的说法是40岁左右为中年。一般而言，人到29岁步入中年，60岁为老年是比较符合我国习惯的说法，这里所指的中年人是以29～59岁年龄段的人。从生长发育看，人到25岁已进入高峰期，从30岁开始出现衰老，脑的总重量开始减轻；40～50岁逐渐变成远视眼，机体抵抗力下降，具有抗癌功能的淋巴细胞显著减少，之后就开始逐渐走下坡路。

1991年世界卫生组织将人生时期重新划分：44岁以下为青年人；45～59岁为中年人；60～74岁为年轻的老年人；75～89岁为老年人；90岁以上为长寿老年人。近年来美国搞了一个研究，对20～70岁的人的解决日常问题能力进行了测试，根据测试结果提出了人生睿智时期的顺序依次为：45～49岁；30～39岁；50～59岁；60～69岁；70岁以后智力有衰退的迹象。研究表明，40～49岁才是人生最佳睿智时期。

中年是人生之秋，是收获的时期。中年是人生最佳睿智时期，而且人到中年组织器官发育完成，身心发育达到成熟，人体对内外环境的反应基本定型，大多具有应付繁重复杂负荷的身心素质条件。但现实中，中年人健康状况不容乐观。"工作压力大、生活负担重、精神包袱沉"是压向中年人健康的"三座大山"。中年人工作经验丰富，精神体力亦充沛，在单位多是顶梁柱，承担着繁重的工作任务；中年人是家庭经济的主要来源，上要赡养老人，下要养育小孩，负担沉重。老人可以斥责小辈，年轻的可以抱怨父母的严厉，唯独中年人无迁怒于人的可能，中年人必须勇于承担家庭和事业的辛劳。压力加重导致体力衰竭成了中年人健康明显的转折点。20世纪80年代，作家谌容写了一篇小说《人到中年》，主人公陆文婷大夫的形象在社会上引起了很大反响。当时搞"四化"建设，很多中年人都在努力，背负种种压力工作，像陆大夫一样的人就生活在大家的周围。他们工作、受苦、奋斗、前进，或者做出成绩，或者憔悴死去……小说真实地反映了当时中年人的现实生活。40年一晃过去了，可中年人窘迫的境况却改变不大。

中年是生命的保护期。近十年来，我国中年人早衰早逝现象严重，尤其是中年知识分子的多病和早亡，已逐步引起党和国家的重视。以深圳为例，当年来特区开拓事业的精英，有3000名中年知

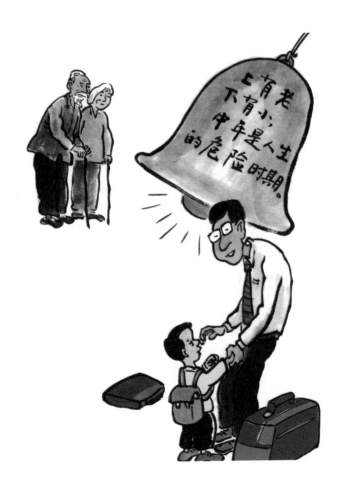

识分子死亡，平均年龄为51.2岁，较第二次全国人口普查广东省平均寿命少25.2岁。国家体委科研所调查表明，北京中关村知识分子平均死亡年龄为53.34岁，而10年前的调查数据显示为58.52岁。10年后，中关村的知识分子死亡年龄提前了5.18岁。"人到中年万事休"。很多人上了35岁，就有了老之将至的感觉，就多了几分苦涩的无奈和顺天应命的超然，对现实的一切都习以为常，该有的差不多都有，没有的也处之漠然，缺少青年时期的激情和决心。

其实，中年是人生中最宝贵、最精彩而又最多事的时期，中年人并不能轻松悠闲地"万事休"，而是"万事忙"呵。中年人有许多生理特点，只用"年富力强"来概括是带片面性的，片面的认识容易导致中年人的早衰早亡。要看到中年人各方面压力大，健康走下坡路的一面，中年人的发病率与死亡率比老年人高。老年人的恶性疾病也大多是中年时期埋下的隐患。鉴于中年人这些特殊情况，为能更好地发挥中年人的才华，使这一人生鼎盛时期更好地发挥作用，担当起振兴中华中坚力量的重任，我们应该充分重视这个时期的健康保健。中年人对生理上的各种变化，既要在思想上引起足够的重视，但又不必过分焦虑。可采取相应的自我保健措施，比如，合理地安排工作，保证足够的睡眠，进行适当的体育锻炼，注意饮食调养，自我控制情绪波动等，以防患于未然，达到延年益寿之目的。为了能够对国家、对社会、对家庭作出更大的贡献，健康投入是少不了的。

中编

健康由健康的
生活方式决定

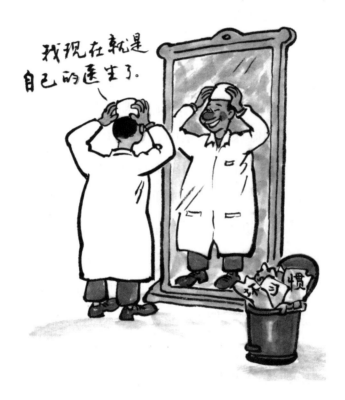

　　在影响人类健康的决定性因素中，遗传、社会环境、自然环境等因素都不是我们所能够左右的，唯有生活方式，我们可以自己选择它、控制它和改变它。因此，我们应该记住，最好的医生是自己——我的健康我做主。

影响健康的因素

影响健康的因素很多，总的说来可分为内因和外因。遗传是内因，它所起的作用大概占了15%。简单说遗传就是父母的身体状况，甚至祖父母的身体状况也会影响到第二代或第三代人的健康状况，如果父母都有近视眼，子女多有近视眼；父母身材矮小，一般孩子的身材也不会高大。人们的相貌、体形、疾病等状况，大都和遗传基因有关系。外因主要是社会环境、自然气候、医疗条件和生活方式，其中生活方式所产生的影响最大，达到60%。可见，影响健康的因素中，遗传并不是最重要的，而我们的生活方式却是一个非常重要的影响因素。生活方式是人们受社会文化、经济、风俗、家庭影响而形成的生活习惯和生活意识，它与其他影响健康的因素有一个最大的区别，就是生活方式可以由自己选择，我们可以控制它、改变它，从而让自己生活得更健康。选择一个好的生活方式可以维系健康，而不良的生活方式不仅可使人们患糖尿病、消化性溃疡、心脑血管疾病，使患癌症的危险性大大增加，而且可使45岁以上人群的死亡率比生活方式健康的人群高出数倍。因此，通向健康、延缓衰老的道路，第一步就应该从选择健康的生活方式做起。

生活方式病是人类健康的头号杀手

在生产力发展水平低下、物质生活贫乏的时代，人类的健康

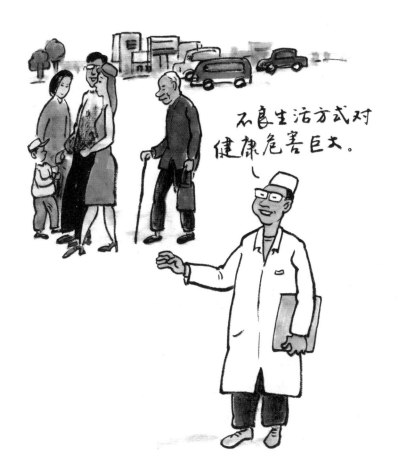

不良生活方式对健康危害巨大。

主要受传染病、寄生虫病和营养缺乏症等疾病的危害。随着社会生产力的发展、生活水平的提高，与贫困为伴的传染病对健康的影响已退居次要地位，由不健康的生活方式引起的疾病已成为威胁人们健康的主要因素。世界卫生组织提供的资料表明，随着人类寿命的延长，当全球人口出生死亡率降低到15‰以下时，与生活方式有关的疾病出现了。生活方式病是指由于人们衣食住行、娱乐等日常生活中的不良行为，以及社会的、经济的、精神的、文化的各个方面的不良因素导致躯体或心理的疾病，主要包括心血管疾病、中风、癌症、慢性呼吸道疾病和糖尿病等，由于以慢性非传染性疾病为主，有些人又称之为"慢性病"。

慢性病不仅出现在发达国家，而且在发展中国家迅速蔓延，已成为危害人们健康的"头号杀手"。2002年《世界卫生》报告指出，由非传染病引起的死亡、发病和残疾约占所有死亡人口的60%和全球疾病负担的47%，预计到2020年将分别上升至73%和60%。为此，2005年世界卫生组织发表了一份题为《预防慢性病：一项至关重要的投资》的全球报告，指出慢性病是世界上最重要的死亡原因，由慢性病造成的死亡约占所有死亡的60%，所有慢性病死亡的80%发生在低收入和中等收入的国家，并预测在随后10年内，传染病、孕产和围产期疾患以及营养缺乏所导致的死亡总数将下降3%，而同期由生活方式造成的慢性病死亡人数将增加17%。也就是说，慢性生活方式病对人类的威胁将日益显著，如果我们仍不采取紧急行动，随后的10年估计将有3.88亿人死于慢性病。

慢性病不但会严重影响患者的生活质量，造成过早死亡，还会对家庭、社区和整个社会产生巨大的负面并且被低估的经济影响。在我国，2004年由卫生部、科技部、国家统计局联合公布的《中国居民营养与健康状况调查》结果显示，慢性病的影响亦在逐步增大，发病率呈快速上升的趋势，受威胁的人数、家庭和社区逐渐增多，除重大传染病以外，慢性病已成为我国城乡居民的主要杀手，由慢性病造成的疾病负担也越来越重，占了70%以上的死亡和60%以上的疾病负担。据估计，2006—2015年的10年时间内，中国由于心脏病、中风和糖尿病导致患者过早死亡将损失的国民收入总额可达5580亿美元。这对国家的宏观经济影响将是相当可观的。在我国已公布的前三位死因分析中发现，心血管疾病中不良生活方式与生物因素的比例为45.7%：29.0%，脑血管疾病为43.3%：36.0%，恶性肿瘤为43.6%：45.9%，这三类疾病占全部死因的67.6%。换句话说，目前有2/3的人死于与不良生活方式有关的疾病。

慢性病的主要危险因素是不健康饮食、不锻炼身体和吸烟

世界卫生组织报告提出，导致慢性病的危险因素是常见的、可变的，其中最主要的三个因素是不健康饮食、不锻炼身体和吸烟。在世界所有地区、所有年龄组，无论是男性还是女性，这些危险因素都是导致绝大多数慢性病患者死亡的原因。

首先，不良饮食习惯是慢性生活方式病的基础。在我国，随着物质生活的丰富和中西方文化交流的迅速发展，人们的饮食模式从20世纪50—70年代的以粮食和蔬菜为主，油、鸡蛋、鱼、肉等的定量供给，转变成现在的高脂肪、高蛋白、高热量的"三高"饮食。尤其是城市居民，膳食结构不合理，畜肉类及油脂消费过多，而谷类食物摄入不足。调查显示，2002年城市居民日均油脂消费量由1992年的37克增加到44克，脂肪供能比达到36%，超过世界卫生组织推荐的30%的上限；而谷类食物的供能比仅为47%，明显低于中国营养学会推荐的55%～65%的合理范围。脂肪摄入量超过合理摄入量的上限，是造成营养过剩的主要因素。营养过剩导致超重和肥胖人群的大幅度增加，而超重和肥胖是心

脑血管疾病、糖尿病、恶性肿瘤等慢性病的共同危险因素。当身体超重和肥胖时，人体就会发生不利的代谢改变，包括血压升高、"坏"的胆固醇增多以及对胰岛素抵抗增高，导致高血脂、高胆固醇和糖耐量降低，此时已处于疾病的高危状态；如果不注意，不去改善不良的生活习惯，进而就会发展为高血压、冠心病、糖尿病等，成为慢性病患者；如果仍不重视，不采取干预疾病发展的健康生活方式，最终将导致心、脑、肾功能的损害，使身体致残，甚至致死。

除了饮食因素的影响外，不锻炼身体是导致慢性病的第二大危险因素。归根结底，原因在于我们的生活环境发生了急剧变化。与从前不同，如今上楼乘电梯，出门坐汽车，家务劳动电器化，工作电脑化，走路的时间越来越少，身体活动也越来越少。

这几年我们单位每年都进来不少学生，可是一到运动场，打篮球、乒乓球的，主力还是那几个老面孔，即使有年轻人补充进来，也难成主力，主要是不喜欢运动。我只要有点时间，就尽量安排游泳、打球，我看现在很多小伙子、小姑娘，下了班后，聚在一起吃饭、看电影、甩扑克、上网玩游戏的不少，但是换上运动服去出汗的人还真不多。

我曾经就这个话题和几个年轻人探讨过，他们一片叫苦声，说："天天锻炼？哎呀，工作那么忙，我们又不是专业运动员！"可是，我也是普通人啊，平时工作也很忙，不也能坚持做到吗？关键是重视，养成锻炼的习惯。不爱运动，摄入多，消耗少，两者不平衡，这就是现代社会"胖墩"越来越多的根本原因。胖墩是个通俗的讲法，其实是超重和肥胖，主要是身体异常或过量的脂肪积累。体重指数是判断超重和肥胖最有用的衡量标准，其定义为按千克计算的体重除以按米计算的身高的平方（kg/m²）。体重指数等于或大于25为"超重"，体重指数等于或大于30为"肥胖"。告诉大家一些惊人的数字，世界卫生组织最近的预测表明，全球约16亿成人（年龄＞15岁）为超重，至少4亿成人为肥胖。每年全球有260万人死于超重或肥胖，200多万人因缺少体力活动而死亡，每个国家有65%～85%的成年人，由于没有足够的体力活动而使健康受损。超重和肥胖曾经被视为仅在高收入国家存在的问题，但现在中低收入国家，尤其是城市中，也呈急剧上升的趋势。我国卫生部2002年的资料显示：全国成人约有2亿人超重，6000多万人肥胖，超重率已达22.8%，肥胖率为7.1%。与1992年相比，我国居民的超重率和肥胖率分别上升了38.6%和80.6%，其中18岁以上成年人分别上升了40.7%和97.2%，累计超重和肥胖人数增加近1亿人，这样的增长态势实在令人担忧。

最后是吸烟问题。吸烟可增加多种慢性疾病的患病危险，已是不争的事实。烟草内含数十种毒性物质，多项流行病学的研究已证实，吸烟可导致冠心病、肺癌和慢性支气管炎、慢性阻塞性肺疾病等慢性疾病的发生与发展。我国目前约有3.5亿的吸烟人群，不吸烟的人群中有一半以上也遭到"二手烟"的危害。国际医学权威刊物*The Lancet*（《柳叶刀》）杂志在2006年发表的一项收集了52个国家健康调查的数据显示，全世界每年至少有480万人死于吸烟。世界卫生组织预测，如果目前的吸烟模式持续下去，到2020年每年的死亡人数将增加一倍，达到1000万人。

不健康饮食、不锻炼身体和吸烟，这三大不健康的生活方式

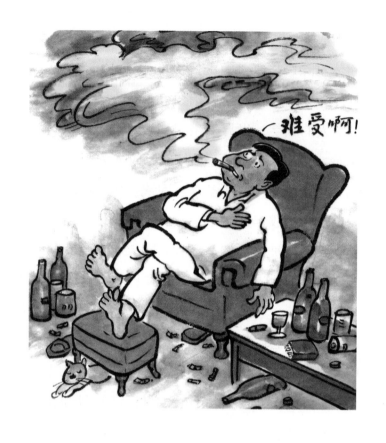

以及与之相关的不断蔓延的各种慢性病，如今在发展中国家也越来越常见了。尤其值得一提的是高血压。我国人群的高血压患病率近50年来持续上升。1958—1959年、1979—1980年、1991年3次全国高血压抽样调查，以及2002年的中国居民健康状况调查显示，15岁以上人群高血压患病率依次为5.1％、7.7％、13.6％、17.6％，呈现明显的升高趋势。据估算，全国现有高血压患者1.6亿人，每年还新增高血压患者300多万人。更令人担忧的是，只有不到1/3的患者知道自己患病，仅有1/4左右的患者接受治疗，血压控制率仅为6.1％，也就是说，多数的高血压患者的血压并没有得到有效的控制。

此外，我国目前每年冠心病患者新增110万人，新发心肌梗塞者有50万人，现患者有200万人。每年脑卒中新发病例200万人，现患者有600万～700万人，每15秒就有一个脑卒中新发病例，每21秒就有1人死于脑卒中。每年死于心脑血管病者近300万人，其中心血管病和脑血管病患者各占一半。在存活下来的患者中，大约有3/4的人不同程度地丧失了劳动能力，重度致残者治疗费用更高，每年用于心脑血管病的医疗费用达1100亿元人民币，给患者和社会带来了沉重的经济负担。

还有，我国每年新增肿瘤患者近200万人，每年因癌症死亡约150万人。2005年，癌症消耗的医疗费用约占全国卫生总费用的10%，达900多亿元人民币。

……

这是多么严峻的形势啊！

我的健康我做主

健康与生活方式有着极为密切的关系。健康的生活方式可以使人们增进健康、免除疾病，而不良的生活习惯和行为方式则会危害健康，给人带来许多疾病。选择什么样的生活方式取决于我们自己。当然，选择的同时也要承担后果。

像我本人，其实以前也很喜欢吃汉堡包，喜欢吃肉，但自从上次心脏出现问题后，我就很注意饮食，调整了饮食结构，现在基本上不吃肥肉了，吃饭前先吃些蔬菜沙拉，而且每餐都会督促自己多吃蔬菜。

国外的研究表明，20年前的生活方式决定20年后的身体状况。很多常见病、致命病开始时都是看不见、难以感觉的，往往要经过10年、15年后才慢慢发展起来。虽然其致残和致死性后果主要发生在中老年时期，而起病却在青少年时期。现在的年轻人大多数都认为自己精力充沛，只注重赚钱，或是贪玩，而忽视健康，对自己的生活方式不加以约束。本来，按照很多健康专家的倡导应该是"早餐吃饱，午饭吃好，晚饭吃少"，但现实中很多白领、上班一族，恰恰却是"早饭不吃，午饭凑合，晚饭撑个饱"。不规律的饮食习惯造成的后果很糟糕，长期不吃早餐容易得胆囊炎，午饭不按时吃容易得胃病，晚上吃得太饱，本来需要

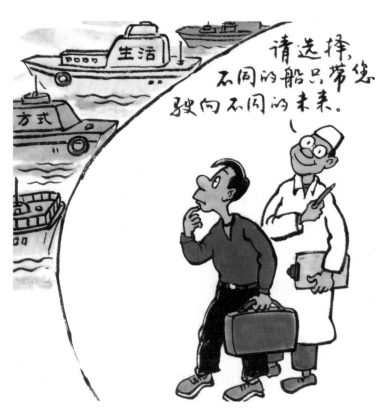

休息的肠胃却要超负荷工作，这对身体很不好，是再浅显不过的道理了。此外，还有吸烟、酗酒、晚睡晚起、不运动……不知不觉间，一些不良的生活方式已经养成了，不为他们所知的一些潜在危机正在向他们悄悄逼近。

近年来，原本以老年患者为主的慢性病，正逐步呈现"年轻化"的趋势。我们现在知道，几乎50%的慢性病死亡过早地发生在70岁以下人群。在低收入和中等收入国家，中年人特别容易患慢性病。和高收入国家相比，这些国家的人们发病年龄更低，患病时间更长，往往还伴随着一些本来可以预防的并发症，而且会更快地走向衰老。

慢性病可防可治

慢性病与传染病不同，不能以疫苗、药物来预防。许多人认为，带了"慢性"帽子的病，怎么治都不管用，于是放弃积极的治疗。这种态度是错误的，慢性病的主要病因是已知的，多数由个人不健康的行为所造成，如果消除了这些危险因素，至少80%的心脏病、中风、Ⅱ型糖尿病和慢性阻塞性肺疾病，40%以上的癌症都是可以避免的。

人类已经掌握了预防和治疗慢性疾病的手段，完全可以避免因慢性病导致的残疾所造成的沉重负荷。美国学者曾预测，使美国成人平均寿命增加一年须花费100亿美元，然而如果人们做到经常锻炼、不吸烟、少饮酒、合理饮食，几乎不花分文就能期望平均寿命增加11年。我国一项"九五"攻关研究表明：我国的高

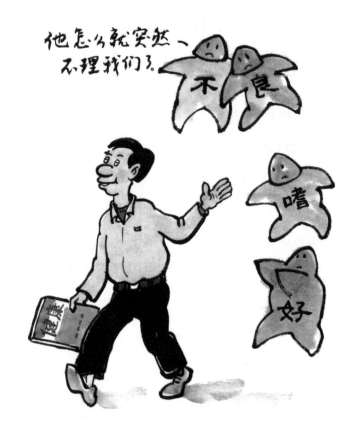

血压患者重度的很少，中度以下占了85%。对轻中度高血压这个庞大的人群，完全可以通过膳食营养、运动、休息等生活方式的改善，使疾病得到一定程度的缓解，并可有效地减少冠心病、中风等的发生率。疾病预防投入的成本最小，效果最好。有研究表明，每投入1元资金进行社区高血压的综合防治，可以节约心脑血管治疗费用8.59元。更重要的是病人少受罪，家人少受累，节省医药费，造福全社会。

美国加州大学公共健康系莱斯特博士对约7000名11～75岁的不同阶层、不同生活方式的男女居民进行了9年的跟踪调查，结果证实人们日常生活方式与健康有着密切的关系，他总结出了一套简明的、有助于健康的生活方式。

1. 规律的运动锻炼（运动量适合本人的身体情况）。

2. 每日保持七八小时的睡眠。

3. 有规律的早餐。

4. 少吃多餐（每日可吃4～5餐）。

5. 不吸烟。

6. 不饮或饮少量低浓度酒。

7. 控制体重（不低于标准体重10％，不高于20％）。

朋友，你的生活方式好吗？当我们手握遥控器用红外线代替手臂开电器时，是否意识到我们的肌肉正在萎缩，肢体的功能正在退化？因此，我们既要"管住嘴"，还要"迈开腿"，加强体育锻炼。

健康的五大基石

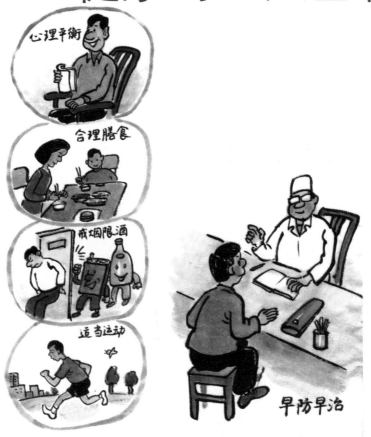

生命有限，健康无价。健康是条单行线，只能进不能退。人应该学会关爱自身健康，提高自我保健意识。84岁的年龄，40岁的身体，30岁的心态，并不是神话。

在影响人的健康的因素中，遗传因素和环境因素只占15％和17％，医疗条件占8％，而生活态度、生活方式占了60％。这说明，影响人类健康与长寿最主要的因素就是个人因素，换句话说，每个人的心理健康、生活方式和行为习惯才是决定健康长寿的重要因素。选择什么样的生活方式，就会有什么样的健康状态，洪昭光教授曾经提过健康有四大基石：心理平衡、合理膳食、戒烟限酒和适当运动，我很赞成，我在这个基础上再加一个基石：早防早治。

心理平衡

一切不利的影响因素中，最能使人短命天亡的莫过于不良的情绪和恶劣的心境，如忧虑、惧怕、贪求、怯懦、嫉妒和憎恨等。

——胡天兰德

在所有健康基石中，心理平衡最为重要。我认为养生第一要义就是心理平衡，这最重要也最难做到。一个心态积极的人就是年轻人，而负面的心态最容易催人老。前国家药监局局长郑筱萸被立案查处后，短短几个月已是白发苍苍，心理落差大是主要原因。

心理健康是指我们在生活中，遇到困难、挫折、突变等情况时，能做到心理和谐、精神稳定，能正确对待和处理，排除不利因素的影响。但是在现实生活中，人们往往被忧虑、惧怕、贪求、怯

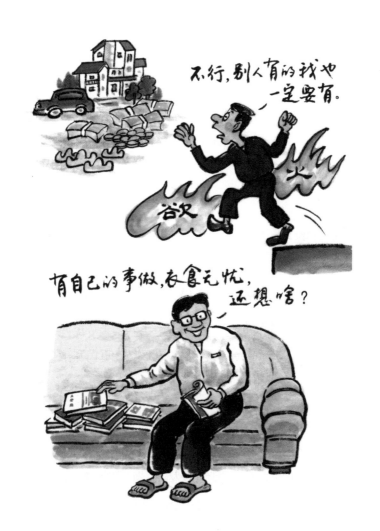

懦、嫉妒和憎恨等不良情绪困扰，造成人体免疫功能降低，出现亚健康甚至各种疾病。科学研究显示，情绪低落时人体的抗癌功能会衰退20％以上，古人说"健康之精神寓之健康之身体"，就是这个道理。

我记得2003年非典刚开始的时候，由于人们对疾病了解不多，许多人陷入恐慌，听风是风，听雨是雨，在一些地方出现了许多人疯狂抢购盐、醋、板蓝根等物品的现象，有的地方甚至封锁道路，企图切断与外面的联系。这些现在看来很可笑。当时主要是心理问题，我在门诊看过一个病人，是小学教师，感染了非典。可治疗好后，非典也过去几个月了，她每次来复诊还戴着口罩。我一了解，她害怕传染给同事和家人，一直不敢取下，还把自己封闭起来。我告诉她，完全不用担心，你可以正常地工作、生活，不会传染给其他人。

心情郁闷等于健康杀手

医学研究表明，情绪的好坏与人的健康密切相关。当人遇到精神压力而处于紧张、愤怒、焦虑等不良的心理状态时，都会引起生理上的异常改变，若时间较长，反复发生，便可能由功能性改变逐渐演变成器质性损害。

心理学家曾经做过一个实验来研究情绪与健康的关系。在一只铁笼里关进两只猴子，一只可以自由活动，一只被捆在笼边上不能自由活动。笼子的一边有一根绝缘棒，当试验者每隔半分钟向笼内通一次电的时候，自由的猴子可以抓住这根绝缘棒免受电击。实验开始以后，自由的猴子提心吊胆，总是惦记着每隔半分钟去抓一次绝缘棒以免受电击，而不自由的猴子无法躲避，只能听之任之，倒也很坦然。一段时间以后，对两只猴子进行身体检查发现，自由的猴子得了溃疡病，而不自由的猴子反而安然无恙。这个实验表明，长期不良的情绪是造成疾病发生的原因。

在日常生活中，由于情绪过于激动而诱发一些疾病，甚至造成意外的事例，也并不鲜见。我印象比较深的是1981年10月18日晚，中国男子足球队在世界杯预选赛中以3∶0战胜了当时的亚洲足坛霸主科威特队，比赛结束后，一位观众因心脏病发作，歪坐在看台上死去。同年11月，中日女排争夺世界杯，比赛后有九名心脏病观众病情加重，其中两人经抢救无效死亡。他们发病的原因，都是由于情绪过于激动。

有人经过调查发现，固执、好争辩、急躁、爱生气和爱发脾气的人最容易得冠心病。专家对千余例中风病人调查发现，75％是由于心理因素而诱发。一些心脏病、高血压患者尤其不可过于激动，其他如癌症、糖尿病、溃疡病等，也都与情绪有着极为密切的关系。

肿瘤喜欢情绪低落的人

德国学者巴尔特鲁施博士调查了8000多位不同的癌症病人，发现大多数病人的癌症都发生在失望、孤独、懊丧等严重的精神压力状态下。斯蒂文·格里尔博士对160位被伦敦医院接纳的乳腺肿瘤病人进行了观察，其中部分病人患的是癌症，部分病人则不是。他发现非乳腺癌病人中有60％能无拘无束地表达他们的情感，在乳腺癌病人中只有1/3能做到这一点，其余2/3都倾向于压抑他们的情感。在20世纪80年代，上海调查了200例胃癌病人，发现他们共同具有长期的情绪压抑和家庭不和睦特征。北京市有一组随机对照调查的资料，发现癌症病人的生活经历中，曾经有不良心理刺激的高达76％，而一般病人中有明显不良心理刺激的只有32％。这些事实说明，长期的精神紧张、情绪压抑、心情苦闷、悲观失望等不良的

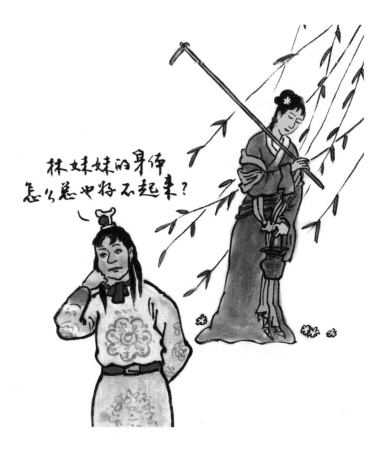

心理状态，是一种强烈的促癌剂。

　　所以，我个人认为在健康的五大基石中，第一条心理平衡最为重要。我想大家都看过关于长寿村的报道吧，长寿村的人的饮食习惯、运动情况都不一定相同，但是有一点是相同的，那就是心理平衡。这一点是现在很多中青年骨干、管理人员最难做到的。著名医学哲学家胡天兰德有一句名言："一切不利的影响因素中，最能使人短命夭亡的莫过于不良的情绪和恶劣的心境，如忧虑、惧怕、贪求、怯懦、嫉妒和憎恨等。"我拿肿瘤的发病举一个例子。通常在人的体内同时存在两种与肿瘤发病相关的基因，分别是抑瘤基因和致癌基因。或许大家不知道，其实人体的致癌基因每天都会产生3000多个癌细胞，但为什么并不是人人都会得癌症？这是因为人体的血液白细胞中拥有90亿之众的淋巴细胞，其中占5%～10%的自然杀伤细胞（Natural Killer Cell，简称NK细胞），对人体的肿瘤细胞具有最强烈的毒杀作用，它们的职责就是专门攻击、消灭癌细胞。一旦自然杀伤细胞发现癌细胞，会立

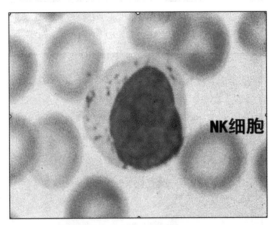

光镜下的 NK 细胞

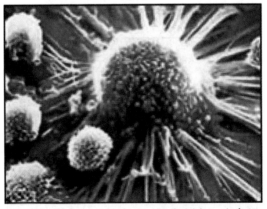

电镜显示：多个 NK 细胞向癌细胞靠拢聚集

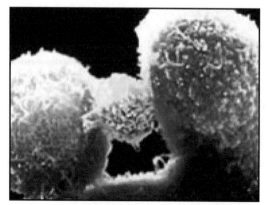

NK 细胞攻击癌细胞：两旁为癌细胞，中间为 NK 细胞

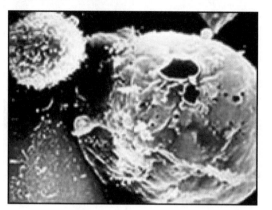

NK 细胞在癌细胞上穿破一个洞，癌细胞将在很短的时间内死亡

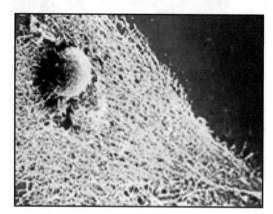

癌细胞死亡后纤维化，而 NK 细胞还可以恢复原状继续寻找敌人

刻与其结合，五分钟之内自然杀伤细胞内的物质就会破坏癌细胞并将其杀死。一般而言，杀死一个癌细胞需要5～10个自然杀伤细胞。这就是为什么人体每天都生成癌细胞，多数人身上并未生成真正的癌，是因为癌细胞刚出现便被及时杀灭。但精神神经免疫学研究发现一个规律，抗癌勇士的战斗力与情绪休戚相关，不良情绪会削弱其战斗力，而乐观、自信等良好情绪能激发它们的活力。当情绪处于低潮时，每天郁郁寡欢、愁肠百结，则自然杀伤细胞分泌系统功能将被抑制。据测试，情绪低落时人体自然杀伤细胞活性可下降20％以上，从而降低了它们的杀伤作用，抵御癌细胞的能力也就大大减少了。换句话说，孤独、忧虑、经常心情不好的人更容易得癌症。所以，保持心理平衡对健康长寿来说是很重要的。

养生先养心，心养则寿长

在人类对以往许多重大疾病的研究中，所得出的重要结论之一就是：积极乐观的情绪在防病、治病上有着意想不到的作用。以癌症研究为例，临床实践表明，积极乐观的情绪可以使恶性肿瘤向着良性方向变化，甚至有使其逆转的可能。

德国《今日科学》杂志发表的一篇报道说，研究者对一万名男子进行了调查，提出的问题是：你是否觉得妻子爱你。调查结果发现，认为妻子爱自己的男人心绞痛的患病率明显低于那些感觉不被爱的人。科研人员还做了另一项试验，他们给400多人注射了一种感冒病毒，结果显示，在与三个或者更少的人有密切交往的

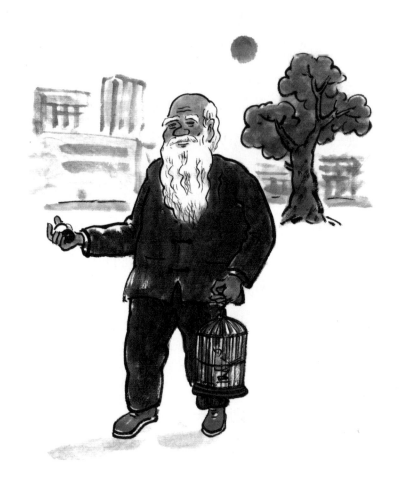

受试者中，有62％的人患上了感冒，而在与六个或者更多的人交往密切的受试者中，只有35％的人染病。科研人员的结论是，与朋友、邻居、同事的关系是否长久融洽，是一个很重要的免疫因素。

通常，人们都认为在看待某个事物或作出某个决策时要避免盲目乐观主义，但是要想保证身体健康确实需要乐观主义，有时是脱离实际的乐观主义，甚至凭空幻想也是值得推荐的。德国科学家的试验表明，那些非常实际、对自己实事求是的人患抑郁症的风险很大。在德国对患有艾滋病的一些男性进行的研究结果表明，乐观派患者的寿命，比整天担忧自己要离开人世的患者的寿命平均要长9个月。乐观派患者说，他们每天都在幻想自己的病有可能治愈。通过这个调查，科学家们发现，脱离现实的乐观主义患者，还可以向后拖延艾滋病的发病时间。

我要告诉大家，过度紧张、担心等不良情绪，会导致免疫机能失调而增加患病的可能，而积极乐观的情绪通过有效提高机体的免疫力，既可能降低生病的几率，又能在病后的康复中起到积极的促进作用。为此，广大正在为事业而"搏杀"的人们，尤其是中青年精英人士，一定要学会保持心理平衡。

那么，如何才能保持心理平衡呢？

执著追求——心理平衡的基石

相信大家都有体会，要达到心理平衡，首先要有目标、有追求，"有一个追求的目标，一切为实现这个目标而服务，那么周围一些不愉快的事情，也就不以为然了"。举例来说，有很多（藏传佛教的）佛教徒，他们克服诸如经济、环境、交通等常人难以想象的重重困难，从家乡一步一叩首地"爬"到布达拉宫去朝拜，这就是坚定而虔诚的信念起到了巨大的作用。再比如打靶，集中精神一心只想射中靶心，别的就顾不了了。

正如王国维在《人间词话》里所说，"古今之成大事业、大学问者，罔不经过三种之境界"，第一境界是"昨夜西风凋碧树。独

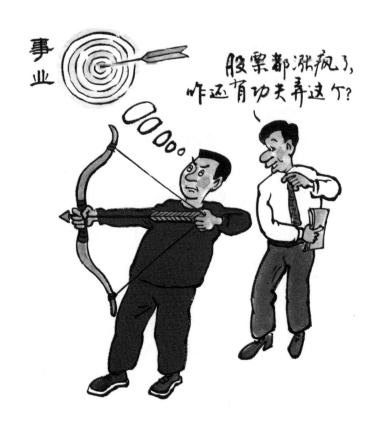

上高楼，望尽天涯路"；第二境界是"衣带渐宽终不悔，为伊消得人憔悴"；第三境界是"众里寻他千百度。蓦然回首，那人却在，灯火阑珊处"。我最欣赏他的这三句话，三种境界体现了人的执著追求。

　　孔子曾说过，"知之者不如好之者，好之者不如乐之者"。这句话也是对执著追求的一个很好表述，意思是对于同一份工作而言，业务能力强的人不如喜欢这份工作的人，喜欢这份工作的人不如陶醉于这份工作的人。换句话说，如果你的业务能力很棒，但是你不一定很有成就，而执著于这份工作的人反而能获得成功。

日本的科学家曾经在一组40～90岁的人群中做过一个为期7年的追踪调查，在这一人群中，有60%的人有明确的生活追求目标，被定为A组；有5%的人没有明确的生活目标，被定为B组；还有35%的人有一定的生活目标，但不明确，被定为C组。结果发现，7年过去了，B组中有3000人病死或者自杀，比A组高出一倍，且B组心脑血管发病率也比其他组高得多。这个研究告诉我们，人在社会上必须树立生活目标，要有所追求。

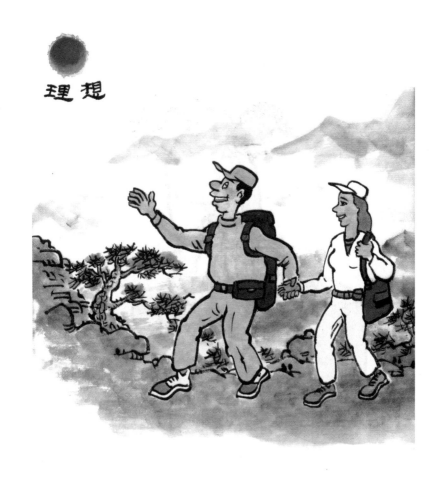

理想

下编
健康的五大基石

执著追求，但不苛求

执著追求是保持心态平衡的基础，但是否一味追求就能获得心理平衡呢？也不尽然。有一个追求的目标但不苛刻，把目标定在估计自己能够达到的范围内，同时懂得欣赏自己的成就，这样心情自然就会舒畅。如果把目标定得过大过高，完全不在自己的能力范围之内，就像做爬梯子摘月亮、踩在箱子上抬箱子之类的傻事，心理反而无法平衡了。

著名的IT行业，英文是"Information Technology"（信息技术），由于竞争激烈，高度紧张，故很多人将这个职业的英文简称

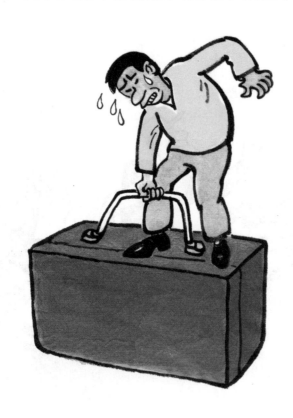

演绎为 "I'm tired." （我很疲劳。）。在IT行业，人到40岁年龄已经很大了，因为这个行业发展步伐太快，淘汰率太高，40多岁已经跟不上了，过分追求就会导致心理不平衡。

善待自己，善待挫折

在追求目标过程中还要善待挫折，就是说心态平衡还要具备很强的"抗挫折商"。相对于智商、情商而言，"抗挫折商"有时更为重要，特别是对工作之中的人。我们都知道，人不可能一直都

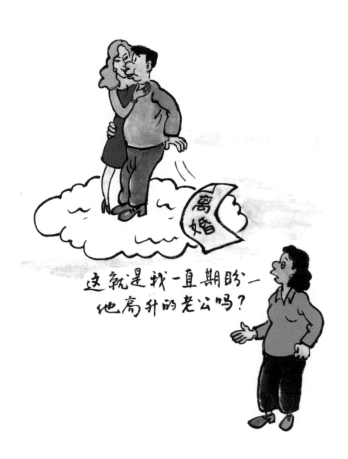

这就是我一直期盼他高升的老公吗？

是成功的，总会遇到这样或那样的挫折。如何对待挫折呢？我经常记住老子的那句话"祸兮福之所倚，福兮祸之所伏"。有这样一件事，一位妻子总是唠叨丈夫没有上进心，后来丈夫终于升职了，有人捧场，出入高档消费场所，最后却递给妻子一份离婚书。人们真心的期望，有时会得到相反的效果。我们要及时调整好心态，以积极乐观的态度拥抱压力，从失败与挫折中寻找积极因素，从而达到新的心理平衡。

人天生需要别人尊重

有好人缘就有凝聚力，有凝聚力就有好心情。好人缘从何而来？人与动物最大的不同就在于所有的人天生都需要得到尊重。他们无论有多少缺点，你总会找到他们的优点、发光点，并将他们的这些优点和发光点发扬光大。你在懂得尊重别人的同时，也就会获得好的人缘，这是一个颠扑不破的真理。1979年，我作为留学生去伦敦读书时，就深刻地体会到了这一点。在英国，我们中国医生的资格不被承认，不能去病房，只能待在实验室。当时我想开阔一下眼界，在做实验的同时，还想参观病房，于是找到导师内科系主任罗伯逊教授，多次申请都被拒绝。后来他的秘书看我如此坚持不懈，帮我与教授协商，教授终于同意给我10分钟时间跟我交流。10分钟对我来说太短，还没有说明来意就要结束了。这时，我突然想起在图书馆读过他的新著《医学生伴侣》，于是就以这本书为话题，谈起这本书写作的特点，它将人体解剖、生理、病理、疾病的叙述连贯起来，帮助学生从基础到临床来认识疾病，具有很鲜明的整体观念。我的看法恰好说中了教授写书的初衷，赢得了教授的好感和信任。他非常高兴，滔滔不绝地向我讲述写书的过程，最后他答应了我参观病房及其他实验室的全部要求。令我意外的是，他还将一本新的《医学生伴侣》送给我，价值110英镑。我俩这次谈话，总共用了70多分钟。我从这件事，也得到了深刻的启发：真心地赞扬他人的长处，而不是刻意恭维，一定能得到他人的认可。此事已过41年，至今我仍将这本书放在正前方的书柜上，经常抬头看看，时刻提醒自己该如何做人。

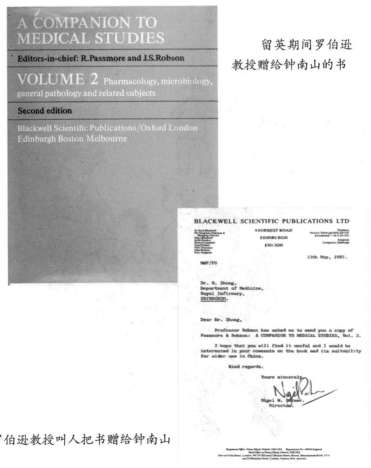

留英期间罗伯逊教授赠给钟南山的书

这封信是罗伯逊教授叫人把书赠给钟南山

下编 健康的五大基石

发挥团队作用，善于培养自己

在抗击非典的过程中，我们做了一些工作，获得了高治愈率和低死亡率的好成绩，很重要的一点，就是我们有一个好的团队。我对我们的团队很了解，我们的团队受过比较好的训练，基础很扎实。所以，我才有信心，主动向广东省卫生厅请求，把危重非典病人送到我们所里集中救治。事实证明，我们的团队经受住了考验。

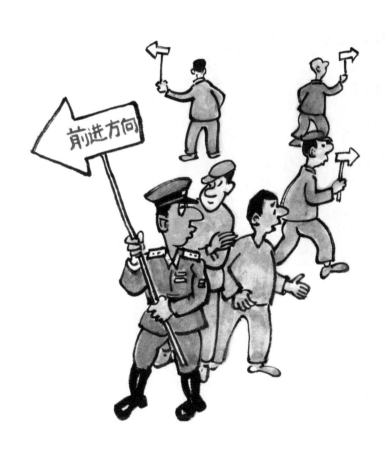

团队的培养很重要，要形成优秀的团队，就需要发现和宣扬团队队员的优点及长处，而不要互相指责。另外，对人要宽容、要公正，欺人太甚谁都受不了。团队中有分歧、有矛盾是正常的，但是作为团队领导，不能仅追求心态平和，而是要团结团队，发挥团队的作用；要争取将将才培养成帅才，分摊压力，不要做工作狂，而是要做能够调兵遣将的司令，从优秀到卓越，不断自我提升，在自我实现中获得心理的愉悦。

将才与帅才有何区别？我个人的体会是，他们的心态不同。将才认为自己需要在技能方面超过他人才能成为划桨者，而帅才不一定能够成为划桨者，但他善于调动人的工作热情，是一个掌舵者；将才主要是技术管理，知道怎么做，而帅才是行政管理，还知道为什么要这么做。总之，不管是帅才还是将才，我认为尽量不要做工作狂。

助人为乐，心情舒畅

科学研究发现，人体分泌生物素，能使人快乐，这就是孔子常说的"仁者寿"。当你帮助别人解决困难的时候，当你的存在给集体带来快乐的时候，你就会感觉到幸福、快乐。2007年，广东省中山市101岁的老寿星胡汉伟还曾在增城的白水寨，爬上了9999级的天梯！他透露自己的长寿秘诀时说，没有别的，就是做好事。孔子主张"养生先立品"，即先立人品。帮助别人，对人宽容就会得到健康和快乐，这已经在医学上得到证实。大家都知道，一些修道的和尚、尼姑、修女等都很长寿，他们生活很单一，但他们有信仰、

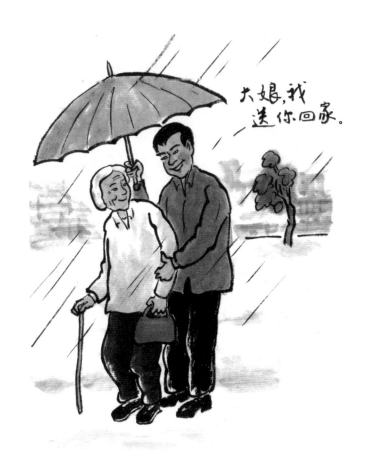

有寄托，每天都想着如何帮助穷人。很多资料证实这种心态能使人
快乐。

不要把工作带回家

工作中难免会遇到各种各样的问题和挫折，不经意中很容易
把这种烦恼情绪带回家。我们要主动管理自己的情绪，注重业余生
活，不要把工作上的压力带回家。家庭是个避风港，是个让人觉得

温暖又温馨的地方。如果把工作中的情绪带回去，无由来地对家人一通呵斥，除引发口舌之争和激化矛盾外，别无他用。

回家以后就要有自己的乐趣，留出休整的空间，与家人共享时光，交谈、倾诉、阅读、冥想、听音乐、处理家务、参与体力劳动等，都是获得内心安宁的绝好方式。

自得其乐

什么样的人最快乐？能够自得其乐的人最快乐，这一点很重要。英国《太阳报》曾以"什么样的人最快乐"为题，举办了一次有奖征答活动，结果八万多封来信中，公众评选的最佳答案有四个：

1. 作品刚刚完成，吹着口哨欣赏自己作品的艺术家。
2. 正在用沙子筑城堡的儿童。
3. 为婴儿洗澡的母亲。
4. 千辛万苦手术后，终于抢救了危重病人生命的外科医生。

不难看出，这些快乐都是一种发自内心的成功的愉悦。

《健康时报》刊登过一篇文章，说一位退休老人自得其乐、越活越精神的故事。这位老人退休三年，中度脂肪肝消失了，血脂正常了，体重也下降了近15公斤。他既没花钱买保健品，也没有吃什么特效药，原因就是他有一个良好的心态，在生活中自得其乐。人的心情好坏与身体状况密切相关，每个人都有不如意和无奈的时候，但整天唉声叹气有什么用呢？有能力解决就尽力解决，没有能力解决就要学会随遇而安，做生活中的达观者，这才是明智的

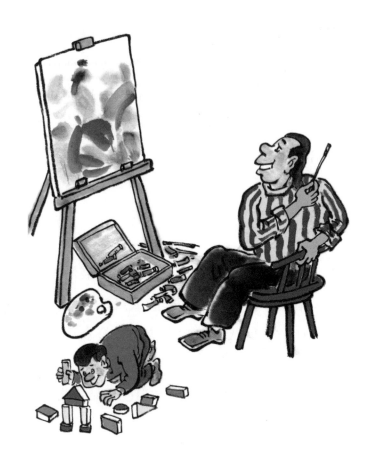

选择。

　　我自己的心得是，要使自己成为快乐的人，第一，必须工作，有工作，就会使人快乐。第二，必须充满想象，对未来充满希望，始终保持童心，并懂得自得其乐。第三，一定要心中有爱，那种无私的、不计报酬的爱。第四，一定要有能力，要有助人为乐的技能。

　　所以，我认为在执著追求的基础上，要牢记"三个快乐"——助人为乐、知足常乐、自得其乐。如果能做到这些，就能让你每天保持好心情，你的工作以及与周围人的关系一定会越来越好。

找个情绪安慰物——宠物的神秘力量

有人说现代社会越来越像"石屎森林"，人生存和活动的空间显得越来越小，人与人的交流和交往也越来越少，人的心灵也越来越孤独。而犬猫等宠物可以作为人们很好的生活伴侣，可以作为一种寄托，帮助人们解除生活的孤寂，调节人们的心理健康。研究发现，养宠物的人比不养宠物的人每年上医院看病的次数少

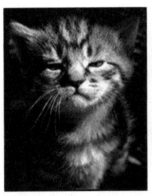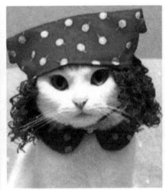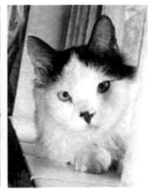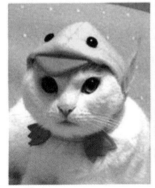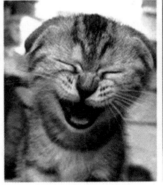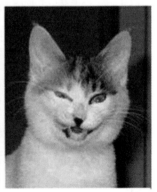

各种各样的猫

（图片来源：搜狐网）

15%～20%。

1995年《美国心脏医学》杂志的报告说，养宠物狗的人心脏病突发死亡的风险较小；1999年《美国老年医学会》杂志报道，养宠物的人能更加迅速地完成日常事务，例如洗澡、穿衣、做饭和走路等；2001年《高血压》杂志认为，当处在精神压力下时，养宠物的人的血压较低；2005年《英国医学》杂志表示，养宠物对于老年人的身体和心理健康大有益处，能降低心血管病的发病风险。

我希望，很快就会有钟南山家的猫了……

有一种老人叫空巢老人，是指儿女、子孙不同自己居住的老人。这样的家庭，晚辈一般一星期回家一次，大部分时间，老人都是自己一个人度过。所以，老人很可能会产生孤独、寂寞的感觉，产生被遗弃、不被别人关心的感觉。我建议这些老人适当养一只宠物当情绪安慰物，这对缓解心灵的孤独是个不错的办法。

北京师范大学心理学院郑日昌教授和付纳博士调查发现，拥有宠物的空巢老人比不养宠物的空巢老人更加健康，生活满意度也更高。伴侣动物提供了非人类的社会支持元素，如安全、被关心、被爱和被喜欢的感觉及个人价值感等，满足了人们渴望交流和关注的欲望，消减了由于生活压力和孤独给人们所带来的负面影响。

最新研究还表明，宠物能加强人们之间的社会交往，密切人与人之间的关系，从而改善他们的身心健康。有两个人参加了一项实验，一位带狗外出，另一位则单独行动，他们都不断地变换服饰打扮，以不同的形象与人交往，结果显示，有狗相随的那位不管如何打扮，与人交往的频率都要高。为什么宠物能使人与人之间的交往变得更简单？这是因为宠物是人们交往开始时很好的交谈话题，可以增加人们接触的机会，并让社会交往变得愉快和融洽，因此，容易获得更多的友谊。这也许就是宠物的主人比其他人更健康的原因之一吧！

宠物助人长寿

许多英国人在与一只小狗或小猫相处几个月后，原先的一些顽固性病痛，例如头痛、背痛等症状都减轻了。1992年，澳大利亚的

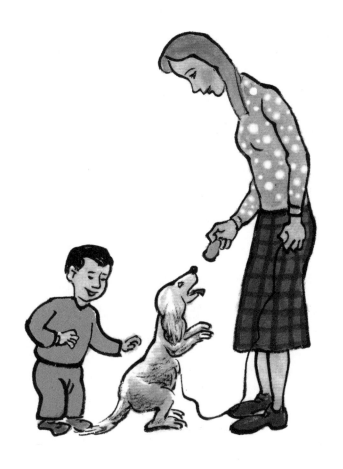

下编
健康的五大基石

科学家报道，拥有宠物的人，血中胆固醇的含量低于类似生活方式但没有小动物相伴的人，因而心脏病的发病率也低于同等生活方式的其他人。

美国纽约大学教授爱丽克·弗里德曼发现，爱宠物助人长寿。弗里德曼对92名处于痊愈中的男性心脏病人进行了研究，详细询问了他们的生活方式，包括是否养宠物等。一年后，92人中有14人死亡。当寻找存活者和死亡者之间的差别时，研究人员发现，生活孤独的人的疾病更易复发，而养小动物的人则容易康复。弗里德曼起初推测，或许有小狗的人因为每天遛狗散步而锻炼了身体，所以容易康复。然而她又发现，养育其他不需要活动的动物的人身体同样容易康复。她再调查宠物的主人们的身体是否原来就较好，但事实并非如此，拥有宠物的人在生理上与没有宠物的人并无区别，至少从一般的体检中看不到差别。弗里德曼教授因此总结出，和一只喜爱的动物一起生活确实有助于心脏病患者的康复，能使心脏病的死亡率降低约3％。这一数字意味着，全美国每年约100万死于心脏病的病人中，有3万人可因小宠物而康复！

澳大利亚贝克医学研究院爱德森教授的最新研究也证明了养小动物有益健康。研究人员访问了5741名心脏病人，询问了他们的生活方式和是否养有宠物等情况，发现784名拥有宠物的病人的血胆固醇水平比没有宠物的病人低20％，并由此测算出，这将使心脏病的死亡率降低4％。他们还发现，有小动物相伴的人，不仅胆固醇水平较低，其血脂（甘油三酯）浓度也较低，相对来说，血压也较正常。这表明，和宠物生活在一起相当于吃低盐饮食或戒酒所达到的效果。

为什么养宠物能促进健康呢

美国宾夕法尼亚大学塞帕尔教授和他的研究组成员对健康水平基本一样的三组受试者进行研究，其中一组养狗，另一组养猫，还有一组不养任何宠物。一个月后，给受试者进行体检，发现拥有宠物的人健康水平明显提高。塞帕尔教授认为，人和宠物之间有着特殊的感情支持，这种感情在人与人之间是很难寻求的。人们虽然用语言表达思想感情，但有时也用语言进行诓骗与谣传、批评和辱骂，而宠物总是默默地听着，似乎都懂，但从不提问和评论，它们是忠实的听众，它们的缄默使人感到友好，而不是压力，这就产生了某种类似心理治疗的效果。尤其是狗和猫，它们最通情感，善于向人们表达无言的感情，让人感受到尊敬和依赖、仰慕和爱戴。塞帕尔教授指出："人们的自信、自尊、处理生活压力的能力以及健康水平，都依赖于感觉，某种感觉能深深地支持人建立个人目标。"人在关心小动物的过程中会有较强的责任感，这种感觉帮助人们赋予生活以深刻的含义。

当然，养小动物也有许多隐患或者直接的侵害，例如，狗会咬人并传播寄生虫病和狂犬病，鸽子和鹦鹉会引起肺部感染，猫会诱发气喘，乌龟会传染沙门氏菌，宠物粪便给环境造成污染，等等。所以，大家看了我这本书，考虑养宠物的，在考虑到饲养宠物带来的益处时，不要忘记宠物也会带来疾病，对这些必须充分重视，并采取相应措施，科学地养，而不要盲从。

下编 健康的五大基石

总之，前面我粗略地讲了一些心理平衡对健康的重要意义，如何做到心理平衡，具体在生活中还有很多方法可以促进心理健康，不同的人在不同的阶段的情况也不同，希望大家能够根据自身的情况，及时、合理地调整自己的心态，促进健康。

　　"工作、爱情、休闲是人生的三个重要方面，偏废了任何一方面就不能算作一个精神健康的人。"

　　"爬山的时候，别忘了欣赏周围的风景。"

　　最近在网上看到一个帖子，觉得写得很好，大家不妨一试：

　　不生气——生气易患肿瘤，不要拿别人的错误折磨自己。

　　不操心——操心老得快，孩子们的事让他们自己处理。

　　不争吵——忍一时风平浪静，退一步海阔天空。

　　要糊涂——难得糊涂，大智若愚。

　　要乐观——多想好事，教有所乐。

　　要大笑——每天笑三次，每次三分钟。

合理膳食

　　早饭要吃饱（30%），午饭要吃好（40%），晚饭要吃少（30%）。"若要身体安，三分饥和寒。"饮食"多样化"，多吃各种颜色的青菜、水果，多吃白肉，限制高脂肪尤其是动物性脂肪食物，限制酒精的摄入量。

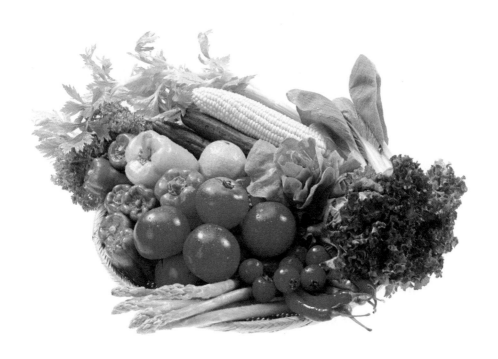

不良的饮食习惯是仅次于吸烟的致癌因素

美国癌症学会研究指出，不良饮食习惯是仅次于吸烟的致癌因素。上海市肿瘤研究所完成的一系列流行病学研究表明：过多地食用猪、牛、羊肉能使患结肠癌、肾癌的危险性升高；过多地摄入动物性脂肪和蛋白质可致子宫内膜癌和卵巢癌；用腌、熏、晒、炸等方法加工处理的食物吃多了，与口咽、食管、胃、胰腺等消化道癌以及鼻腔癌、喉癌的发生有密切关系。

其实人每天需要的热量不高，普通饮食足够，我想说的是脂肪不能太多，尤其是动物脂肪。中国的膳食中，特别是孩子的膳食中饱和脂肪酸，也就是动物脂肪越来越多。摄取足够的纤维素是极为重要的，粗粮、蔬菜、水果等食物中的纤维素含量比较高。近年来大肠癌在中国的发病率不断增高，差不多攀升到第二的位置。之所以出现这样的情况，主要原因是中国人的饮食习惯发生了很大变化，现在以吃精细食物为主，而这些食物中纤维素欠缺，不能帮助肠的蠕动和消化。食物在肠道中沉积的时间太长，会导致便秘，产生一些有害物质，导致大肠癌的发病率直线上升。包括直肠癌、结肠癌等，都与饮酒及摄入过多的油腻食品等有关系。要想保持肠道的通畅，要靠纤维素，纤维素是我们每天必需的。

日常生活中也要尽量少吃垃圾食物。我们通常将仅仅提供一些热量、没有别的营养素的食物，或是营养成分超出人体需求量并最终在人体内变成多余成分的食品，称为垃圾食物，如麦当劳、肯德基，这些食品含有较多的饱和脂肪酸，尽量少吃为妙。在美国，蓝

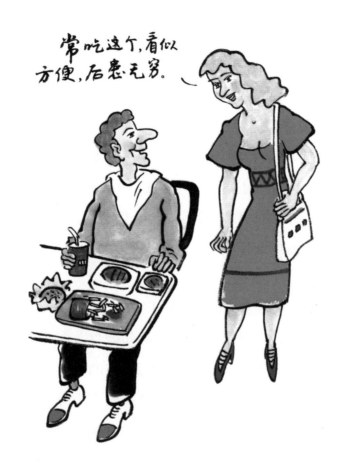

常吃这个，看似方便，后患无穷。

领阶层的冠心病发病率有所增高，这跟不良饮食习惯有很大关系。因为工作节奏快了，就吃快餐、便当，美国有一个著名的"快餐金刚"查利·贝尔，从小就在肯德基工作，工作非常勤奋，最后成为首席执行官，但因为快餐常常是他的主要饮食，44岁就患结肠癌去世了。

健康的饮食习惯是预防癌症最有效的措施之一

近年来，世界癌症研究基金会邀请了8个国家16位著名肿瘤学、营养学、流行病学专家，综合研究了世界四万五千项有关饮食与癌症预防的最新领先科研成果，并有近百名专家参加撰稿及评阅，经过综合分析论证，写出综述报告《食物、营养与癌症预防》，向全球发表：通过合理膳食和体能活动来预防癌症，是最为有效的措施。世界卫生组织以1996年的肿瘤发病率估计，通过膳食措施，每年可预防的癌症患者总数可达300万～400万人。由于膳食变化的趋势、人口增长和老龄化，这个数字到2025年可能达到450万～600万人，为控烟预防癌症的2～7倍。由此可以看出，健康的饮食习惯是何等的重要啊！

为此，他们提出通过改变饮食习惯来预防癌症，并于1996年提供了一份饮食指南，一直沿用至今。多年调整饮食习惯的努力使越来越多的美国人意识到，健康的饮食习惯有助于身体健康，饮食习惯的调整使越来越多的美国人具备了抵抗癌症的身体条件。研究证实，许多膳食成分可诱发细胞凋亡，某些食品中的抗氧化剂可抑制细胞自发性突变，大约有1/3的癌症患者的死亡可以用实际可行的膳食方法避免。

科学的饮食习惯是：

1. 早饭要吃饱（30%）。

2. 午饭要吃好（40%）。

3. 晚饭要吃少（30%）。

在饮食方面，我个人并不过于强调食用哪些种类的食物。"四条腿的不如两条腿的"那类说法并不是很严谨。我强调早中晚三餐按"3：4：3"的比例分配，强调膳食结构要合理，并要有意识地增加保护性的营养，如维生素、胡萝卜素、膳食纤维等。我自己就

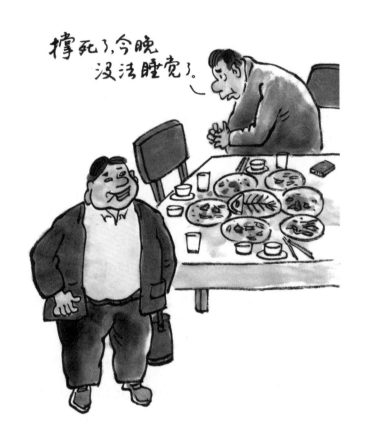

是这么做的，我这里说的早饭要吃饱，不一定要吃得很饱，但早饭一定要吃，午饭一定要吃好，晚饭一般来说要吃少一点。

但是现实中我们的饮食情况是怎样的呢？"早饭不吃了，中饭凑合熬，晚饭撑个饱。"特别是我们的企业界朋友，晚上请客，喝酒、碰杯，然后吃得撑个半死，早晨、中午就拉倒了，这极大地影响了身体健康。晚上应酬肯定要，但是要适当控制一下自己，控制食量，不要敞开怀来痛饮、大吃。为什么呢？因为你回去以后该休息了，胃肠也该休息了，但是你却让它们超负荷地工作，所以这样对身体没有好处。

还有一条我非常坚持的，"若要身体安，三分饥和寒"，不要吃得太饱，七八分饱最健康。这非常关键。一个人每顿饭都有饥饿感，很想吃，说明消化系统很健康，这是好事。但如果某顿饭吃得太饱，然后好几顿都不想吃，这是最伤消化系统的。我们知道，长寿老人各有各的饮食习惯，有一些从科学的角度看还是不利于身体健康的，例如吃肥肉、抽烟、喝酒等。但所有的老寿星都非常坚持的一条，是大家一致的，就是不要吃太饱，吃到七八分饱，够了，不要再吃了。如果大家爱惜自己的身体，这一条非常重要。特别是喜欢吃的东西，比如北方人回家，几个朋友除了喝酒，比赛谁吃的饺子多，我吃五十个，你吃一百个，那就不得了，胃肠几天都恢复不过来啊。

临床上曾经有一个著名的小鼠实验。小鼠分为两组，一组给予低能量，一组给予高能量，所谓高能量就是给老鼠喂得很饱，低能量就是喂不饱，常呈半饥饿状态。实验结果表明，高能量的一组比低能量的一组小鼠的寿命短30%，也就是说，每顿都吃得很饱的老鼠比不完全吃饱的老鼠短命30%。而且，肿瘤的患病率也是低能量的一组较低。这是因为过多的食物提供的氧化物、饱和脂肪酸等都大大超过了身体的需要，对身体的伤害极大。临床医学研究表明，人类的情况十分相似。

我的饮食经

合理膳食总的原则是：饮食"多样化"，多吃各种颜色的青菜、水果，多吃白肉，限制高脂肪尤其是动物性脂肪食物，限制酒精的摄入量。早中晚三餐按"3：4：3"的比例分配。

我是一日四餐，不是三餐，晚上还有一餐。我的一日四餐基本上也有一些原则：第一，不吃太饱。我每顿饭都只吃七八分饱。第二，蔬菜、鱼多吃，我本来就很喜欢吃鱼。第三，不刻意选择，也不太忌口，饮食多样。快餐、麦当劳我也吃，但只是偶尔吃，并不很刻意避免吃某些食物。平常的营养我觉得都能保证，除了吃鱼和蔬菜，极少吃动物脂肪，要吃也是吃比较瘦的肉。

早餐我很认真对待，一定要吃。很多人的习惯是不想吃早餐或者随便吃一点，这是不符合生理需求的，一定要培养自己吃早餐的习惯。这对于上班一族来说确实不容易，因为早上的时间不是很多，我也是经过几年的训练才形成习惯的。我的早餐食谱经常换花样，包括很多食物，如牛奶、粥、一个半鸡蛋、起酥、面包等。我的早餐的量至少占全天热量的30%。

夜里我一般会再吃一点夜宵（我的胃不是很好，晚餐也不能吃很多，所以要吃一点夜宵）。吃夜宵也不能吃得多，就是一杯牛奶，加几块饼干。有些女性担心吃夜宵会发胖，主要是吃法要科学，最好在睡前两小时吃，并避免油脂高的食物，如方便面、油条、起酥等就不合适。油腻食物会让消化变慢，延缓胃排空时间，导致夜里睡不好，还容易发胖。夜宵比较好的选择是一杯低脂牛奶加两三片苏打饼、清淡的汤面或咸粥、燕麦片等。

我不喜欢在工作忙的时候挤出时间来吃饭，而情愿把吃饭时间往后推。一日四餐我是这样安排的：早上7点半吃早餐，下午1点吃午餐，7点半后吃晚餐，11点临睡前吃一点东西。两餐之间时间相隔较长，就是要保证胃排空了再进食下一餐。虽然肚子饿时猛吃，吃很多能过嘴瘾，但是这对胃对身体都不好，我现在就比以前体会得更深刻。以前喜欢吃的东西就拼命吃，吃太多导致胃溃疡，现在改变了饮食习惯，胃溃疡也好了。我总结了一下：若下一顿吃饭时感觉不想吃，就是前一顿吃太饱了；若是感觉饿很想吃，那就说明前一顿吃对了。

多样化饮食有益健康

多样化的饮食对健康有益。多样化包括了全部或大部分的传统食物群，比如蔬菜、水果、谷物、肉、鱼和乳制品等，多样化的饮食也包括了每种食物群的充分混合。营养专家建议，在一周内摄取30种或更多不同的食物，或者是一天中摄取超过12种不同的食物，这样才是摄取基本营养素的理想饮食。如此以平衡食物成分之中潜在正面和负面的交互作用，使来自不同食物不同形式的营养素平衡身体整体的营养素。同时，多样化的各色食物，将增加人们饮食的兴趣。

不过，我觉得这样有些教条，一般人很难做到，或者是不知道怎么做，无所适从。我有一个建议，大家可以把一些相似的食物归类在一起。

蔬菜类：如胡萝卜、南瓜、西红柿、十字花科蔬菜、洋葱、菠菜等。

水果类：如苹果、橙子、芒果等。

谷物类：如玉米、荞麦、小米、红薯、山药、土豆等。

豆类：如大豆、绿豆等。

菇类：如黑木耳、香菇等。

肉类：如鱼肉，鸡、鸭禽肉，猪肉，牛肉等。

饮品类：如豆浆、酸奶、牛奶、绿茶等。

关于这些食物对健康的益处，很多报纸杂志、饮食指南已有详细的介绍，我就不多讲了。我主要跟大家讲一个膳食上的原则性问题，就是饮食多样、均衡，适当搭配，相辅相成。

多数人想要实行健康的饮食，但如何辨认哪种饮食为优先可能是一大挑战。通过家庭、朋友和大众传播媒体得到的大量信息，大部分似乎自相矛盾，以至于让人无所适从。我告诉大家一个简单的办法，只要记住个别代表性的食物，多吃这类优质健康食品，但也不要刻意避免其他的食物，不要过于挑食，就可以了。俗话说，"尺有所短，寸有所长"。食物也是如此，没有十全十美的食物，也没有一无是处的食物。举个例子，油炸食品是大家公认的不健康食品，但是它也有自己的优点，酥脆可口、香气扑鼻，能增进食欲，供给人体部分油脂和脂溶性维生素等。从哲学上说，任何事物都是辩证的，摄入每种食物都有一定的好处，而营养再丰富、再完美的食物，摄入过量也会带来或多或少的危害。因此，即使是垃圾食品也并非绝对不可以吃，关键是要懂得平衡自己的营养与热量，懂得均衡调配饮食，减轻或避免垃圾食品对身体的危害。

例如，孕妇补充钙时只吃含钙食品，则补钙效果并不佳，如果同时吃些富含维生素D的食品，则有利于钙的吸收，其补钙作用可成倍增强。用土豆炖牛肉既可以减少牛肉的油腻，又可以获得土豆和牛肉中的营养，同时获得多种营养成分。

每日选择多样化的食物，还应符合另一个重要的营养忠告："以均衡及适度为目标"。均衡的饮食包括适足但不过量地摄取各种营养素和食物种类。举例来说，蛋白质食物，比如红肉、鱼和禽畜是良好的铁质来源，但不是摄取钙质的良好途径；而牛奶和奶制品属于高品质的蛋白质食物，富含钙质，却缺少铁质。于是，在日常饮食中，有规律地摄取这两种食物群是一个达到补充钙质及铁质均衡的好方法。

适量与均衡和多样化的饮食相辅相成。例如，适度地摄取脂肪是健康饮食最根本的要求，因为足量的脂肪（大约15%饮食所含的总能量）对健康相当重要，但过量却可能导致肥胖和心脏病。以此为基础，偶尔摄取高脂肪食物可使饮食多样化，却不至于牺牲健康饮食的品质，特别是各种油脂和油类是有所变化的。所以，我几乎什么都吃，平常除了多吃蔬菜、水果、鱼、牛奶、豆类外，也吃少量的动物肉，包括少量的动物脂肪。

吃肉大有讲究

营养学里通常将肉分为红肉和白肉两种。红肉指牛肉、猪肉、羊肉等，以及用红肉加工的香肠、汉堡牛肉饼和烟熏、硫化、盐制的肉食（如火腿、腌肉）等；白肉主要指鱼肉、鸡肉、鸭肉。在众多营养健康专家的倡导下，如今越来越多的人知道吃肉也有讲究，应少吃红肉，多吃白肉，最好不要吃腌肉、腊肉、熏肉、烤肉，因为鸡、鸭、鱼这类白肉比猪、牛、羊这类红肉含有更少的饱和脂肪酸。

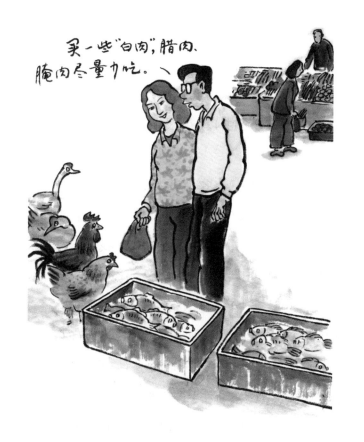

买一些"白肉"，腊肉、腌肉尽量少吃。

　　哈佛大学沃尔特教授主持进行的一项历时六年的研究发现，每日进食约三两红肉的女性患结肠癌的风险比每日进食少于半两红肉的女性高150％，而且红肉摄入量越高，患癌症的风险越大！实验室研究证实，熟肉中的杂环胺对啮齿类动物的乳腺和结肠有致癌作用。肉类在烧烤、焙制和煎炸过程中，表面会产生多种杂环胺，是已知的致癌物质。英国的一项流行病学调查认为，肉食的摄入确实与乳腺癌的危险性上升有关。许多研究资料证明，肉食（特别是红肉）和加工肉食品的大量摄入，是导致大肠癌、前列腺癌和胰腺癌的肯定危险因素。北加利福尼亚大学的研究者发现，每星期至少吃一次热狗的年轻人，患脑部肿瘤的危险比不吃热狗的孩子要高一倍。另外，特别爱吃其他熏腌制红肉食品（如火腿、熏肉和香肠）的年轻人，患脑肿瘤的机会要比一般人高出80%。

英国最近有两项重要的营养报告建议，人们对红肉或加工后肉食的摄入应有所减少，至少不应再增加。世界癌症研究基金会的报告建议，如果饮食中非要包括红肉的话，其所提供的热量应少于每日摄入总热量的1/10（即每日摄入的红肉量限制在二两以下）。最有效的方法是以白肉代替红肉。我建议大家多吃鱼肉，鱼肉的肉质细嫩，比畜肉、禽肉更易消化吸收，对儿童和老人尤为适宜。此外，鱼肉的脂肪含量低，不饱和脂肪酸占总脂肪量的80%，对防治心血管疾病大有裨益。鱼肉中含有的Omega-3多元不饱和脂肪酸可抑制恶性肿瘤的生长。达特默斯医学院的罗巴克博士所进行的动物实验显示，给动物喂以Omega-3会减少动物患胰腺癌的风险；纽约斯特朗癌症防治中心主任丹嫩伯格博士指出，鱼肉中的Omega-3脂肪酸能刺激机体解毒机制当中酶的作用；美国沃尔特教授的研究指出，每日吃2~4次鱼肉可使人患结肠癌风险下降25%。

合理烹调，荤素搭配

前面我讲到多吃白肉，少吃红肉，但这并不意味着要走向另一个极端——完全拒绝吃红肉，问题的关键是吃法要科学。红肉中饱和脂肪的含量确实比白肉多，但也不是一定有害，它能提供充沛的热量。红肉富含矿物质，尤其是丰富的铁元素。中国人尤其是女性

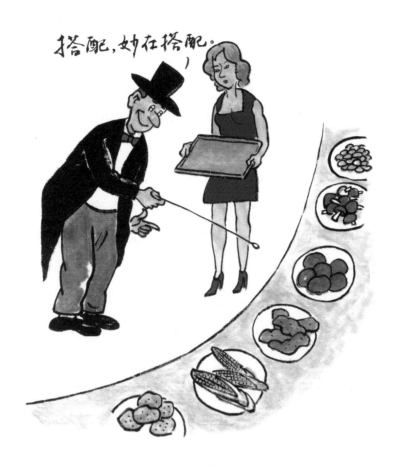

搭配，妙在搭配。

普遍缺铁严重，因此食红肉可以达到补充铁元素的目的。

人必须有饱和与不饱和两种脂肪酸才能生存。不饱和脂肪酸可用于调整人体的各种机能，排除人体内多余的"垃圾"，也就是由于摄入了过量的饱和脂肪酸后形成的多余的脂肪。如果人体缺少不饱和脂肪酸，各方面的机能就会产生一系列变化。首先，前列腺素PGE1-PGE3就不能合成，将会引发前列腺炎症。其次，免疫、心脑血管、生殖、内分泌等系统就会出现异常、发生紊乱，从而引起高血脂、高血压、血栓病、动脉粥样硬化、风湿病、糖尿病等一系列疾病。生活中，很多人莫名其妙就得上了这些病，自己一直找不到病因，追根溯源就是身体内缺少不饱和脂肪酸。

美国哈佛大学的研究证实，导致血脂、坏胆固醇升高的"元凶"，其实并不是天然的脂肪食品，而是对天然脂肪食品不健康的加工方式，如油炸以及过度加工的精制面粉和糖。不饱和脂肪由于其性状不稳定、易氧化，尤其是高温处理时极易被破坏，而血液中的血脂和坏胆固醇正是由脂肪被氧化后形成的固化物堆积所致，白肉中所含不饱和脂肪固然较红肉多，但在高温烹饪如油炸、微波炉环境下，不饱和脂肪被氧化后产生的自由基即毒素，已足以将其营养价值变成负值。

所以，应尽量少用腌、熏、烤、油炸等方法烹调肉类等食物，可采用蒸、炖等方法，这种方法处理的肉类所产生的致癌物少，荤素搭配，食不过量。

水煮和炖汤时，应该吃肉喝汤两者兼之。一些人误认为喝汤最能充分摄取肉中养分，实际上炖汤时大部分营养物质并没有从组织细胞中渗出进入汤中，如果仅喝汤而不吃肉无疑是本末倒置。

适量补充维生素和微量元素

不久前，维生素在太平洋两岸再次成为热门话题。美国2007年2月出版的国际权威医学刊物《美国医学会》杂志，发表了一项由多国研究人员共同完成的研究成果。这项研究显示，服用维生素E死亡率增加4％，服用胡萝卜素死亡率增加7％，服用维生素A死亡率增加16％，没有证据表明维生素C能延年益寿。接着，国内某媒体对这项研究进行了报道，掀起了轩然大波。一时间，各种观点针锋相对，褒贬不一，老百姓更是无所适从。我个人认为，美国研究表明了维生素过剩会导致副作用，但是根据目前中国人的膳食结构以及地区、城乡差异，还是应该适当补充维生素。我一直都在吃多种维生素，这个习惯已经保持35年了。我认为这样才能保证足够的维生素摄入。

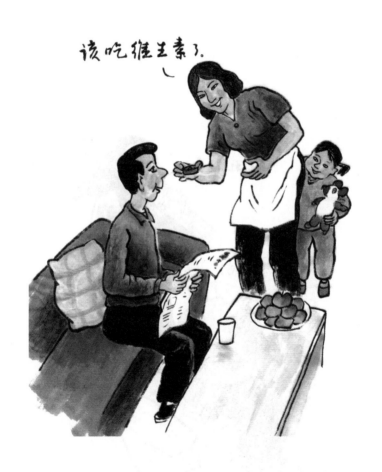

该吃维生素了。

戒烟限酒

　　吸烟可以导致40多种致命疾病，包括口腔癌、食道癌、喉癌、肺癌、胃癌等，几乎所有的人体组织、器官或系统均可受到吸烟的危害。据了解，全世界每年死于与吸烟有关疾病的人数高达300万，相当于每10秒钟就有1人死亡。专家预计这一数字在2020年将上升到1000万人。

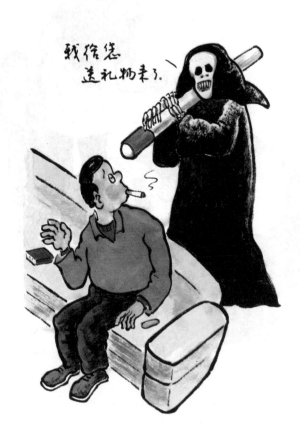

吸烟危害健康

烟草危害已成为当今世界最严重的公共问题之一，也是人类健康面临的最大问题。吸烟也是我国非常严重的一个大问题，目前，我国的烟草、卷烟产量及吸烟人数均居世界首位。据统计，我国15岁以上的男性抽烟率是53％，女性也接近5％，吸烟者多达3亿，占世界11亿吸烟总人数的四分之一。大量研究证实，香烟产生的烟雾中包含4000多种化学物质，其中69种为致癌物，有一些也是清漆、DDT（又叫滴滴涕）杀虫剂、毒药、指甲油洗涤剂和老鼠药所包含的成分。几乎所有的人体组织、器官或系统均可受到吸烟的危害，其中最敏感的部位是呼吸系统、循环系统、神经系统和消化系统，免疫系统也被认为很有可能受到吸烟的破坏。长期吸烟，香烟中包含的灰、焦油、有害气体和其他毒素会损害人的身体，损害人的心脏和肺部，使人的味觉和嗅觉变得迟钝，同时减弱身体抵抗感染的能力。

吸烟有害健康，大家都清楚这个道理，但为什么还屡禁不止呢？现在很多戒烟不成功或不想戒烟的人自我安慰说"饭后一支烟，胜似活神仙"，说抽烟可以增强记忆力，思维敏捷，可以调节情绪，甚至提高工作效率。在非典的时候，还有很多人认为"吸烟可以防止非典感染"。诚然，烟草里所含有的某些物质如烟碱等吸入后可能会有某些作用，但是，吸烟的坏处远远多于这点"益处"。

二十多年前，大家在电视上，或是火车站等公共场所经常

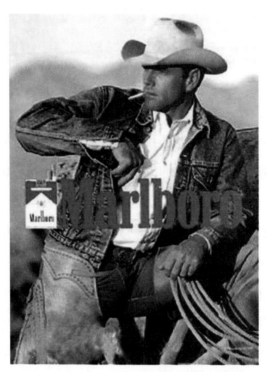

（图片来源：网络）

可以看到一个大广告牌子：一个棕黄色皮肤、身着牛仔装、嘴中叼一支香烟、胯下一匹枣红色骏马、目光深邃的酷小伙。他就是曾经迷倒大批少男少女的万宝路形象代言人。但是他很不幸，在60岁之前就死于肺癌，死得真是讽刺。他死前说了一句真心话："我是被香烟害死的，为了香烟，死得不值啊，告诉孩子们千万别沾香烟！"

有人说邓小平同志抽烟抽到92岁。实际上，他在80多岁时咳嗽就很严重了，我们十几个大夫劝邓小平同志说，您不要抽烟了。他问："抽烟真的是危害这么大吗？"大家异口同声地回答：

"是！"他说："那好吧，那我就不抽了。"然后把烟头一摁，第二天他真的就不抽了。抽了几十年的烟，说戒就戒，他就有这个能耐啊。

吸烟与肺癌

因为专业的关系，我着重谈一下吸烟与肺癌的问题。20世纪80年代初，英国、德国和美国的男性人群中肺癌的发病率开始上升。当时医学界提出了各种各样的理由，但并没有认为吸烟是重要的原因，只把注意力投向柏油马路上的尘埃、工厂的污染气体和燃煤产生的烟雾等。90年代国际医学界相继发表了5个大型的病例对照研究的结果，所有这些研究都显示吸烟与肺癌有密切的联系。同期英国肿瘤学杂志发表了一篇著名的研究文章，通过50年观察，比较不抽烟的、已经戒烟的和还在抽烟的三组人群的肿瘤发病率，发现每日抽烟支数跟多个肿瘤是完全成正比的，抽得越多，肿瘤的发病率越高。特别是肺癌的患病率增加10～20倍，喉癌高6～10倍，冠心病高2～3倍，都非常明显（见下页表）。根据对这些事实的分析，研究认为，近半个世纪以来烟草消费量的增加，或许能说明和解释在多个国家肺癌患者急剧增加的原因。目前全世界每年死于与吸烟有关疾病的人数高达300万人，相当于每10秒钟就有1人死亡。专家预计这一数字在2020年将上升到1000万人。

吸烟与肿瘤死亡率［人／（年·10万）］关系

（英国医生50年来对肿瘤死亡的观察）

肿瘤种类	死亡例数	非吸烟者	吸纸烟者					其他吸烟者	
			曾吸烟	现吸烟	每日吸烟支数			曾吸烟	现吸烟
					1～14	15～24	≥25		
口腔癌	13	19	13	7.1	4.0	3.7	15.9	4.4	6.8
喉癌	40	0	2.6	10.3	6.0	8.5	17.3	2.9	4.7
肺癌	1052	16.9	68.8	249.0	130.6	233.8	415.2	69.8	129.8
食道癌	207	5.7	20.1	34.4	21.2	34.4	50.0	18.9	25.1
胃癌	324	28.1	25.4	41.9	38.5	47.6	38.8	28.1	37.5
胰腺癌	272	20.6	30.5	39.4	37.9	31.3	52.9	15.9	32.1
肾癌	140	9.9	13.2	16.2	16.4	16.6	15.5	12.1	18.2
膀胱癌	220	13.7	22.6	38.8	37.7	31.8	51.4	14.5	24.5
肝癌	74	4.4	5.7	13.6	10.7	2.6	31.3	8.1	8.3

上海市曾做过一个调查统计，进行市区男性吸烟与恶性肿瘤死亡的前瞻性研究，跟踪随访了一万八千多名男性居民（年龄在45～64岁间），每年随访一次，发现死于肺癌的有419人，并且随着吸烟量的增加，肺癌的发病率也逐渐增加。结论是肺癌的发病率与抽烟的关系非常密切。不抽烟的话，肺癌的病死率是43.5%/10万，而抽烟的（每天超过一包），则是411.7%/10万，两者之间相差近10倍。这个调查统计为时13年，样本量大、非常科学，说明吸烟是上海市区中老年男性肺癌死亡的重要原因。

1990年，英国做了一个前瞻性的科学研究，对男性在不同年龄（至75岁）戒烟后的肺癌累积死亡危险率进行调查。研究结果发现，随着戒烟年龄的增加，肺癌的病死率也逐渐增高。也就是说，越迟戒烟，肺癌发病越多（见下图）。

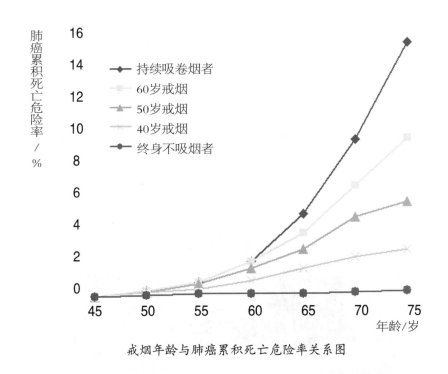

戒烟年龄与肺癌累积死亡危险率关系图

我国的研究也显示，男性吸烟者慢性阻塞性肺疾病（COPD）的总患病率较非吸烟者高一倍，而较女性高两倍。如果已患上慢性阻塞性肺疾病者仍然吸烟，其肺功能急剧下降，少则五年，多则十年，将出现活动后气促等症状。

即使少许二手烟也很危险

不吸烟者每日接触吸烟15分钟以上即为被动吸烟。主动吸烟的危害性大家都已经很了解，但是被动吸烟的危害性却常被我们忽略。人们总认为自己不吸烟，烟就害不到自己身上，其实不然。美国权威研究最近发表报告指出，被动吸烟（俗称"吸二手烟"），其危害比原先外界所知道的更大。二手烟可导致不吸烟者患癌症，还会导致呼吸问题和心脏疾病。受二手烟影响的人更容易患普通感冒和流感，与不受二手烟影响的人相比他们常常寿命较短。

受二手烟危害最大的是密切接触者，即自己的亲人和好友。一份英国的统计显示，爱人抽烟的支数、包数，跟配偶得肿瘤的数量是成正比的，尤其是肺癌、腺癌的发病率明显增高。每天跟一位烟

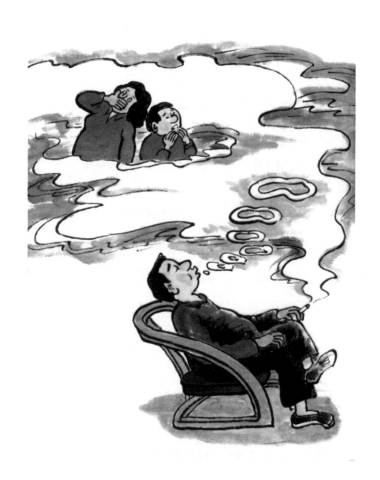

民老公或男友一起生活的女性，患子宫颈癌的机会比配偶不吸烟的妇女高40%。专家们在试验中发现，无论是吸烟妇女还是不吸烟的妇女，其子宫黏膜上都凝集着大量的尼古丁的代谢产物可替宁，这种现象说明，在充满烟雾的环境中工作，不吸烟的妇女同样受其害。

吸二手烟还会危害新生婴儿的健康。英国专家的研究表明，如果新生儿父母有一方是"烟民"，则无异于他们的孩子也在"吸烟"，甚至父母的衣服也是婴儿吸二手烟的来源。研究结果显示，如果父母中有人在家里吸烟,他们的孩子尿液中尼古丁代谢产物可替宁的含量，平均是"无烟"家庭新生儿的5.58倍；如果婴儿平常与父母同睡，则体内可替宁含量更高，这或许是因为他们与父母留有烟味的衣物有更多的接触的缘故。

我是非常不赞成抽烟的。在美国，大部分公共场所都已经实现禁烟，这使烟民数量不断下降。相应的，全美肺癌发病率在20世纪90年代开始出现下降趋势，但女性肺癌发病人数却在上升，这与美国男性吸烟人数在减少，女性吸烟人数在增加的趋势相吻合。不过，在全美约3亿人口中，仍有1/4的人吸烟，尽管他们知道吸烟可能导致肺癌、心脏病和中风等疾病。对此，美国癌症预防学会总干事塞弗林感慨地说："我们已经到了非加强禁烟教育不可的时候了。"很多专家认同这个观点：大力戒烟既有利于自己，也有利于家庭成员的身体健康，戒烟1~2年后，呼吸道上皮细胞的不典型改变有向正常细胞逆转的趋势，5年后肺癌的发病率有明显下降，15年后就会和不吸烟人群相仿。

今天就戒烟

我在临床上碰到一些肺癌患者，在戒烟一两年后发病，就以为是由于戒烟得了肺癌，因为戒烟之后常常觉得浑身不舒服，影响食欲、睡眠等，还不如不戒烟时，吃得下、睡得着，也不会得病。这种想法是完全错误的。美国报道，吸烟者的平均死亡率为戒烟者的10.8倍，并发现从青少年开始吸烟的肺癌发病率为25岁以后吸烟者的1倍左右。对已戒烟者进行调查统计分析，停止吸烟2～10年后，肺癌危险性比从不吸烟者仍高约8倍，戒烟10年以上者还高约2.2倍。另有一些调查研究指出，戒烟后可使肺癌发病率明显下降，戒烟15年后可降至不吸烟者的水平。

戒烟的好处很多，试想：我会立刻感到更健康，牙齿会更白，呼吸会更新鲜，咳嗽会减少；我会有更多的钱可用；在我的有生之年，将减少患癌症、中风、提前死亡和皮肤起皱的危险；我会为孩子们树立一个正确的榜样；不会再让别人由于我而受到二手烟的危害……

对有志于戒烟的同志，我教给你们一个方法，你们可以照着做，肯定会有好的效果。

首先，提醒你的亲人和朋友们，你今天开始戒烟了。请他们在开始几天和几周内支持你、鼓励你，帮助你渡过难关。

保持繁忙。①把每天的日程安排得满满的。看电影，打球锻炼，走很远的路，骑自行车等。②尽量在禁止吸烟的场所打发业余时间。如上商场、图书馆、博物馆或剧院等。③当不由自主地想要在手中拿一支烟时，尝试握住另一件东西，例如一支笔、一个玻璃球或一个水杯。④多饮水和果汁。避免饮酒，酒容易促使你吸烟。

避开触发因素。饭后不要吸烟，站起来，刷牙或去散步。做使自己无法吸烟的事情，去禁止吸烟的地方，如果必须去会令你想吸烟的场所（聚会或酒吧），请与不吸烟的人在一起（记住大多数人是不吸烟的）。

计划奖励自己。戒烟可以省钱，你可以编制一份清单，然后用省下的"烟钱"买这些物品。你也可以为自己买点东西庆祝。当然，更重要的是，在戒烟后20分钟之内，有毒的气体和尼古丁开始离开你的身体，你的脉搏和血液中的氧气回到正常水平，几天之内，你会发现自己的味觉和嗅觉改善，呼吸通畅了，"烟咳"慢慢消失。

找一些新事情做。从戒烟开始第一天起养成一些新的习惯，你可以尝试做下列事情：

锻炼身体。每天都抽出时间锻炼身体，或参加健身小组。运动既能转移注意力，还能消耗热量，有助于控制体重。如游泳、跑步、打网球、骑自行车或投篮。

不要让双手闲着。玩拼图游戏或做针线，制作一些小手工艺品，在花园中劳作或做家务。

享受清洁的口感。经常刷牙，并使用漱口水。

当你想取一支烟来抽的时候，不妨站起来活动一下。

抵制诱惑，不怕挫折。戒烟不容易，许多戒烟者经历多次尝试以后才取得成功。如果你在初期没有经受住诱惑，吸了一两支烟，不要灰心，不要过于责备自己，遭遇一两次挫折并不意味着失败，也不代表无法永久戒烟。但是，也不要对自己过于宽松，遭遇挫折时不要说"反正吸烟了，干脆把这一包吸完"，而是要立即恢复戒烟。

适量饮酒并非人人有益

我国传统医学对酒的描述是："活血通脉。消愁遗兴。少饮壮神。多饮伤命。"通常适量饮酒后，能使心跳加快，血流加快，所以在寒冷的时候，可以起到稳肠胃、防风寒、活血通络的作用。一直以来，大家认为适度饮酒有利于健康，美国佛罗里达大学老年研究所的研究人员也认为，少而适量饮酒的老年人患心血管疾病的概率较低。他们收集了2500名年龄70～79岁老年人的信息，这些老年人没有一个患有任何一种类型的心脏病，其中半数人向来滴酒不沾，而另一部分人则是适度饮酒者。研究人员对这些人群进行了为期五年半的追踪调查，期间有307人死亡，383人患过心脏病。他们发现每周饮酒7次者比完全禁酒者的死亡概率低27.4%，并且患心脏病的概率也低29%。

但是，这种普遍性的肯定适量饮酒的说法最近遭到质疑。美国加利福尼亚大学的科学家公布的一项最新研究结果表明，在某些情况下，一周喝上两杯酒会增加一些老人的死亡危险。那些饮酒量为中度或重度的老者，如果还伴有一些其他病症，如痛风或溃疡类疾病，或同时服用一些能与酒精产生不利的相互作用的药物，其所面临的死亡危险与那些喝酒很少或喝酒但没有上述疾病的老者比较要

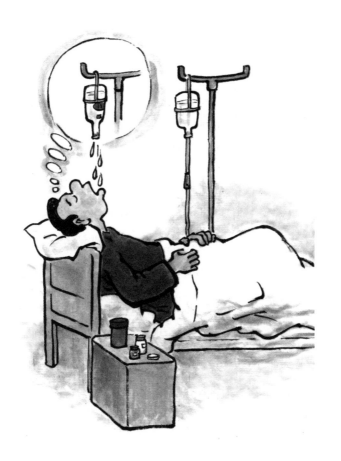

高出20％。

　　我想，关于适量饮酒可以降低心血管疾病的发生以及降低由心血管疾病引起的死亡率的研究，并没有考虑酒精与其他一些病症或药物之间可能产生的不良反应。适量饮酒对那些没有其他病症的老者来讲或许是一种健康的选择，但是，对于那些需要服用一些常用药物，如安眠药、关节镇痛药或患有抑郁症和肠胃疾病的人来讲，同时饮酒会产生一些不安全的后果。因此，适量饮酒所能产生的健康效益，因人而异，不能一概而论。

　　但是，可以肯定的是饮酒过度甚至暴饮，对身体有许多危害。

酒是一种纯热能食品，而且热能含量较高，饮酒过多，热能摄取多，其他营养都被挤掉了，因而很容易发生蛋白质、矿物质和维生素的缺少，例如缺电解质钾、镁可影响心脏、神经，酒精中毒的神经症状更为严重。由于喝酒时喝入大量水分，因而使肾的排泄量增加，大量维生素和矿物质就会从肾排除，从而使上述的营养更为缺少。酒会影响食欲，又有刺激性，能刺激胃肠道黏膜，使黏膜充血，发生急性胃炎。由于酒精的长期刺激，会使舌血管发生癌变，也容易形成慢性胃炎和肠炎。饮大量的烈性酒会导致急性胰腺炎，长期饮酒，则会形成慢性胰腺炎，使胰腺不能分泌消化酶，而形成慢性腹泻，以致营养素吸收不良。酒能影响中枢神经和自主神经系统，饮酒者非常容易发生神经官能症，如头痛、出虚汗、健忘、眩晕，甚至发生类似精神分裂的症状。酒精吸收进入肝脏以后，能直接作用于肝实质细胞，出现类似脂肪肝的症状。如长期过多饮酒，就会演变为脂肪肝，再严重则会变成肝硬化。

适当运动

什么时候，你把体质锻炼和功能锻炼看成跟吃饭、工作、睡觉一样，是生活中不可或缺的重要组成部分，那么，你的精神境界将会达到一个新的高度。

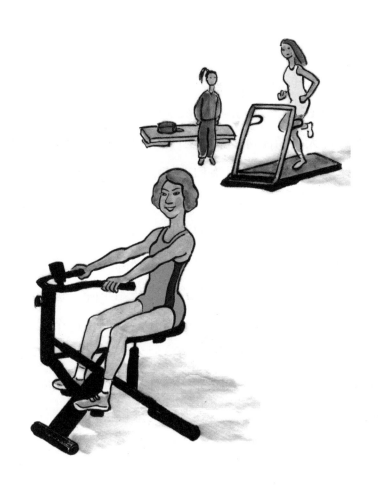

在我的健康词典里面，几十年来都没有离开过两个字——锻炼。我在北京医学院上学时，练的是田径，我相信自己良好的体质就是从那时打下的基础。虽然现在我已经离开了竞技赛场，但打球、跑步、游泳……我什么都玩，周五打篮球，周日打羽毛球。即使再忙，只要有10分钟，我都会抓紧时间锻炼，例如在家里跑跑步，我的跑步机就摆在卧室的床边。

瑞典科学家对3206名65岁以上的老年人做了长达12年的追踪调查，发现每周坚持锻炼1～2次可以延年益寿，运动项目包括骑自行车和步行。如果偶尔锻炼一下，也许可以降低死亡机会28%，而每周坚持锻炼则可降低死亡机会达40%。这项研究还发现，每周运动次数多于1～2次并不能在40%的基础上再有提高。

不过，现在不少人的运动存在一个误区，就是以为打打球、散散步，礼拜天去游游泳、爬个山，出身汗就达到运动目的了。其实，我们还需要关注体质锻炼和功能锻炼。我所讲的体质锻炼和休闲运动是两回事。

我们先看看人从出生到70岁一生的体质情况。从出生到30岁以前，体质处于上升期，到了30岁左右达到高峰期，这个时候你可以参加比赛，等等。30岁以后，人的体质开始下降，这个时候就需要进行体质锻炼。四五十岁以后，体质开始衰退，这个时候就需要进行功能锻炼。

这几个概念是不一样的。那么，体质锻炼是什么呢？就是通过某一种运动手段使人体各个系统发生功能性的改善。什么功能呢？有这么几个：

第一个是力量，包含了肌肉力量、骨骼功能和关节功能等。但是很多人到了我这个年龄这项功能衰退了，所以腰也弯了，肘也吃力了，肌肉也萎缩了。

第二个是速度和灵敏性，代表一个人的生理反应能力。

第三个是耐力，代表一个人的心肺功能，也就是人的内脏功能，主要是呼吸功能和心脏功能。

第四个是柔韧性，代表一个人的身体协调能力，是一种高级表现。有的人滑一滑，就骨折了；有的人一滑，会顺势一转，在地上一滚，又起来走路了。为什么呢？因为他有柔韧性，身体协调功能好。

给大家举个例子来理解"用进废退"原理。"神舟六号"的宇航员费俊龙、聂海胜，在太空中待了近120个小时，出舱时是被人抬出来的。为什么呢？因为他们在空中失重了，腿部活动很少，负重少，用力少，时间一长就"废退"了。一下到陆地，肌肉的力量下降了2/3，骨骼的重量下降了30%，他们的腿部失去功能了。要是他们站起来的话，会骨折的。我们也是一样，如果整天坐在那儿一动也不动，当再去活动的时候，功能就不行了。

男人的肌肉，它的质量与男性荷尔蒙关系很密切。青壮年的时候，荷尔蒙分泌旺盛，主要是肌肉，脂肪占少数；中年以后，荷尔蒙分泌下降，脂肪多了，肌肉少了；老年以后，肌肉更少了，剩下的是皮肤和骨头。人总有这么一个过程。但是如何延缓这个过程呢？这就需要肌肉运动，需要体质锻炼，男女都需要。

女性一出生天真可爱，十八九岁亭亭玉立，二三十岁风韵十足，四五十岁开始黯淡无光，进入更年期了，烦躁不安，喜怒无常，最后就老态龙钟了。人的规律永远是这样。但是怎样才能够延缓这个过程呢？这需要肌肉运动。

我们知道，女性的雌激素很重要，雌激素的分泌能使肌肉、皮肤、乳腺、肌肉等各个方面都丰满发达。一旦雌激素的分泌下降，各个方面就会开始退化。看看你的老母亲或祖母，本来年轻时候挺高的，但是到了七八十岁，矮了10厘米，为什么呢？骨质疏松压的。据统计，我国50岁以上人群，50％患有骨性关节炎或骨质疏松症；65岁以上人群更严重，有80％患骨性关节炎。40岁以上女性更是重灾区，因为女性的雌激素分泌下降，导致骨质疏松，容易发生骨折。

但是通过肌肉和骨骼的锻炼，"废退"是可以延缓的。肌肉的运动可以形成良性的血管按摩，使血管不容易硬化，而保持弹性。

在四大要素里面，各有各的锻炼，力量就是肌肉和骨骼的锻炼；而灵敏是神经系统的锻炼；耐力则是有氧代谢，对肺和心脏功能的锻炼。

美国加州前州长施瓦辛格，年轻时曾经是一个健美世界冠军，但是后来锻炼少了，到了60岁，全身肌肉都松垮了，就像拖着布袋走路。

我年轻的时候，在北京医学院，远远没法跟这个施瓦辛格比；到70岁，我的年龄比他大10岁，但还具有年轻人的体型和肌肉，没有像他那样拖着布袋。为什么呢？就是因为我经常进行肌肉锻炼。到现在我还喜欢游泳、打篮球。

1984年，48岁，打篮球……

2003年非典以后，68岁，打篮球……

2006年多哈亚运会后，广州火炬传递活动，负责最后一棒。

所以，我非常主张大家要有适当的运动。运动要有适当的量，而不是像过瘾一样，每天运动到筋疲力尽。

过度运动导致死亡的例子很多：

像前面说到的北京爱立信（中国）通信有限公司前总裁杨迈，出差上海回到北京后到健身房锻炼，死在跑步机上。猝死，终年54岁。

报纸曾报道一名大学教师，凌晨1～2点睡，早上5点起床，长时间睡眠不足，还参加30多门课考试，在锻炼时又连续做了100多个俯卧撑，结果心脏病猝死，终年46岁。

步行是世界上最好的运动

假如太累了，不要勉强去锻炼，走走路、散散步，调整一下就行。这里面要讲究科学。怎么科学法呢？对于上班一族和上了年纪的，很重要的就是有氧运动。有氧运动和无氧运动是相对立的。有氧运动就是不要做那么剧烈的运动，具有代表性的有氧运动包括：慢跑、游泳、健美操、登山、越野行走、跳绳、各种球类运动以及快步走等。这些运动可以使你的心率加快、呼吸加深，充分调动机体的运动及调节潜能，随着血液循环的加快、呼吸的加深，把机体深处的代谢废物最大限度地排出体外。有氧运动是有别于极限运动的，极限运动可以说是对人体生理极限的挑战，如马拉松、铁人运动、越野赛等，正常人不经过专业训练是无法完成的，在没有准备的情况下盲目追求，对身体弊多利少，甚至是有害的。比如说心脏，剧烈运动时心脏突然跳动很快，这对于中年以上的人就不太适合。中年以上的人应该进行有氧运

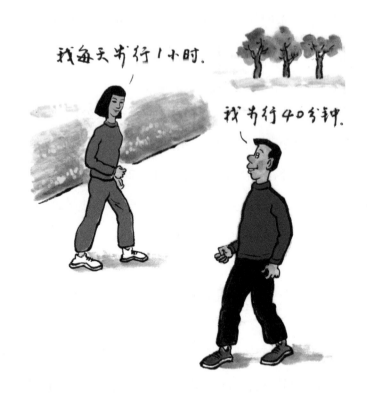

动，就是比较温柔、舒适、缓慢的，让心率持续地增加一段时间，这种锻炼是好的。

这样的锻炼是什么呢？有两种。一种是平时七八十岁老头老太太做的一些锻炼，比如说练太极拳。还有一种是世界卫生组织推崇的，步行，比如，快步走。因为快步走既不需要特殊条件，又不会对骨关节造成损伤。快步走时，步伐要大，并用脚跟着地。这样，会对骨骼产生一定的机械刺激，具有撞击性运动项目的特点，对于增强骨骼强度、防止骨质疏松具有良好的效果，而且不会使心脏跳动一下子慢一下子快。这是有根据的，世界卫生组织对1645例65岁以上的老人做了4年以上的前瞻性研究，比较每个礼拜步行超过4小时和少于1小时的两组人群，结果惊奇地发现，每个礼拜步行超过4小时的组比每个礼拜步行少于1小时的组，心血管发病率减少69%，病死率减少73%，这是很惊人的差别啊！

我现在还坚持跑步，不过一般在下午。早上不太适合大量运动，人的生物钟是比较适合下午运动的。运动是不是要天天坚持呢？也不见得。一个星期运动四次左右就可以了。我现在的运动一般是这样：在跑步机上跑大约半个小时，先是快走，然后再跑。运动的量以心率为标准，我的基础心率是60次/分，跑到120次/分就够量了。我的年龄已经不适合做无氧运动了，而是适合有氧运动，所以心率不能太快。其他像游泳、体操、拉力锻炼等节奏比较平均的运动，我也会做。

青少年"高身材，低体质"令人担忧

青少年体质健康下降问题已成为日益显著的全球性难题，美国、日本、韩国等都先后出现过类似情况。据世界卫生组织统计，全球大约有2200万5岁以下的儿童超重。儿童和青少年 II 型糖尿病过去闻所未闻，而现在这类病例已经开始在全世界出现。在英国，2～10岁儿童超重率从1995年的23%上升到2003年的28%。在中国，城市儿童超重亦呈快速上升的趋势，国外媒体也开始关注这一问题。《今日美国》报道称，中国肥胖少年儿童的增长速度就像中国经济的增长速度一样快，这引发了人们的担忧，中国孩子很可能也会遇到美国式的肥胖问题。中国经济的飞速发展使中国家庭的餐桌更丰盛，财富的不断增多也影响了人们的生活方式，包括体力劳动减少，徒步或骑车出行的机会减少，经常坐车和长时间上网。根据中国教育部的数据，在中国10～12岁的城市儿童中，有8%被认为是肥胖的，还有15%被认为超重。这已经接近美国的相关数据，根据美国卫生与公共事业部门2006年的报告，6～11岁的美国儿童中，有18.8%的人超重。《英国医学》杂志则表示：中国在肥胖方面也在追赶西方的速度。1985-2000年，中国肥胖儿童增加了28倍。

相关部门报告，我国青少年的体质健康正处于持续下滑的阶段。从1985年开始，中国进行了4次全国青少年体质健康调查。结果显示，最近20年中国青少年的体质在不断滑坡。在全国3亿青少年中，或肥胖或营养不良的占15%以上，也就是说这个数字超过了4500万人；在初中阶段，学生近视率超过50%，高中阶段为76%，而大学阶段则为83%，变化趋势真是触目惊心。2002年的营养调查分析表明，在7～17岁的学生中，肥胖、超重的孩子的疾病危险高于正常体重的孩子，他们的血压也高于正常孩子，包括代谢综合征，血糖高、血压高、冠心病的危险因素都高于正常体重的孩子。对于现在青少年的体质，有专家概括为"硬、软、笨"。硬，即关节硬；软，即肌肉软；笨，即长期不活动造成的动作不协调。令人担忧的是，在全国青少年的身高、体重等形态发育指标持续增长的同时，其肺活量、速度、力量等体能素质却持续下滑，据2005年调查，7～18岁男女青少年的肺活量较2000年下降300 mL（下降10%～15%），立定跳远、50米跑速度均明显下降。可以说，"高身材、低体质"已经让中国青少年显得"外强中干"，而且高身材的表面现象，更容易掩盖体质差的现实。

青春期是青少年发育成长的敏感期，这一时期的体质如何

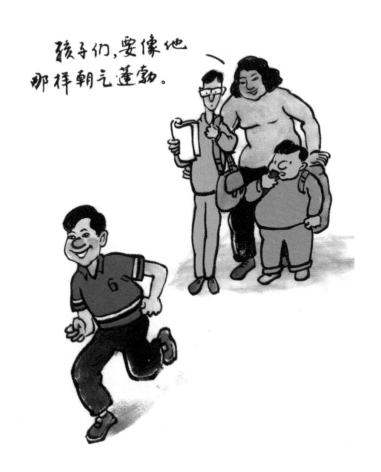

孩子们,要像他
那样朝元蓬勃。

决定了一生的身体状况。这个时期如果被耽误了,就永远都补不回来。这么说吧,在学生时代,体质健康尚不足以对学习产生重大影响,一旦投身工作,一方面随着年龄的增长,一方面要面对生活各个环节的压力,体质的好与坏在那个时候就举足轻重了。现在,青少年不能仅仅满足于没病,因为年轻人有些小毛病都能挺过来,但没病不等于很健康。年轻时即使体质再差也未必会生病,但危害却会在中年时逐渐显现。所以,家长、社会都应有长远眼光。

在美国、日本等国，20世纪80年代也遇到过同样的问题。随着生活水平和营养状况的改善，青少年体质却下降了。他们的对策是进行全国性的增强体质的规划。现在我们谈得比较多的是从体育的角度，就事论事，比如改善体育设施、要求每天锻炼一小时等，我认为这些措施不能从根本上解决问题。我们首先要考虑青少年体质下降的主要原因是什么，再去有针对性地解决。

我认为，青少年体质下降的最主要原因，是教育的导向问题。我们衡量学生的主要标准是分数，而分数的背后是读书，是大量的作业和训练记忆的东西。好像一个学生的其他方面都不重要，只要求他书读得好，分数拿得高。学生从小到大，他的主要精力和大部分时间都用来读书。作为上述现象的延伸，由于分数挂帅，造成周围环境，尤其是家长最关心的是孩子的智力情况，最关心的是孩子在全班考第几名，分数怎么样，有没有可能读大学。在这样的环境下，作为家长很难去认真考虑孩子的身体，觉得没有病、凑合过得去就行了。但是，"体质"与"健康"是两回事，把"健康"仅仅定义为没有病，对青少年是绝对不行的，因为年轻时身体有较大的代偿能力，心肺功能下降是不容易被发现的。增进青少年健康最重要的是增强体质，包括肌肉力量、心肺、神经系统这几个最重要的方面。提高体质才能真正地增进青少年身体健康。这种以分数和考试作为指挥棒的教育体制，永远不可能很好地改善学生体质。

青少年体质下降，生活方式的转变也是一个重要原因。像我们上小学的时候，有自行车骑就很奢侈了，通常是走路；能看看电影已经是很好了，娱乐多是体育活动、唱歌、演话剧等。现在的生活方式有很大的变化，一是运载工具有很大进步，出门去什么地方基本上是以车代步；二是电脑、网络进入生活，有资料表明，电脑、网络占了学生业余时间的36.2%。活动不足造成学生体质下降。

我以前搞竞技运动，它跟体育锻炼不同。竞技运动除了追求身体锻炼之外，还要讲究意志品质、团队合作、高效率等。我跑400米栏，在运动场上，有时候要把成绩提高一秒，要进行一年的训练。跑步过程中的争分夺秒对我的工作也有启发，就是不能浪费时间，要提高效率。对于广大青少年而言，积极参加体育活动尤其是竞技体育，是从根本上改善体质的捷径。竞技体育的好处很多，它不仅能锻炼肌肉能力、心肺功能等，而且更重要的是，通过参加竞技运动，能获得心理素质的升华。

当务之急并非选择何种方式来锻炼，而是先锻炼起来。只有体质好，青少年学生将来才能做更多的工作，承受更大的压力。青少年不太容易理解这个，为什么？他正在生长，不会感觉到有太多身体上的问题，胖一点、血压高一点，觉得无所谓，不觉得有什么。但等到了中年、老年，就会强烈地感觉到这些问题的重要性。

"少年强则国强。"可以说，改善青少年体质健康状况，是一项意义在于未来的事业。当前我国儿童青少年超重和肥胖的迅速增加，以及体质健康不断下降的趋势，将注定成为10年后青壮年劳动力人口的重大健康隐患。孩子的隐患也是民族未来的隐患，青少年的体质影响着国家的竞争力。慢性病已经开始威胁劳动力人口的健康，我们还能不正视这样的问题吗？

不同年龄段，选择不同的运动方式

一般人不大可能一辈子只做同样一种运动，永远也不厌倦；另一方面，岁月毕竟无情，上了年纪的人不可能还和年轻时一样蹦蹦跳跳，承受着年轻时的运动量。

那么，对希望以运动健身的人，到底应该如何搭配组合，在不同人生阶段选择适合自己年龄的运动方式呢？美国有一位训练专家最近设计出一套能让人一生受用的健身计划，让注重健康的人从二十几岁开始，一直到耳顺之年，都能找到适合的运动方式。下面是这位训练专家设计的具体方案，可供大家参考。

二十多岁：可选择高冲击的有氧运动、跑步或拳击等。对这一阶段的身体而言，好处是能消耗大量热量，强化全身肌肉，增进精力、耐力与手眼协调能力。在心理上，这些运动能帮助人解除外在压力，暂时忘却日常杂务，获得成就感。同时，跑步还有激发创意、训练自律力的优点，而拳击除了培养信心、克制力与面对冲突的应对能力等外，更适合拿来当作"减压工具"。

三十多岁：建议选择攀岩、滑板运动、溜冰或者武术来健身。除了减肥，这些运动能加强肌肉弹性，特别是臀部与腿部，还有助于活力、耐力，能改善人的平衡感、协调感和灵敏度。在心理上，攀岩能培养禅定般的专注功夫，帮助人建立自信与策略思考力；溜冰令人愉悦、多感，忘却不快；武术帮助人在冲突中保持冷静、自强与警觉心，同样能有效增进专心的程度。

四十多岁：选择低冲击的有氧运动、远足、爬楼梯、网球等。

对身体的好处是能增加体力，加强下半身肌肉，特别是双腿，像爬楼梯这样的运动既可以出汗健身，又很适合忙碌的城市上班族天天就近练习。网球则是非常合适的全身运动，能增加身体各部位的灵敏度与协调度，让人保持精力充沛，同时对于关节的压力也不会像跑步和高冲击有氧运动那样来得大。而在心理上，这些运动可以让人神清气爽，松弛紧张和压力。以爬楼梯为例，有规律地爬上爬下是控制自己，让心情恢复稳定的好方法。同样，打网球除了有社交作用外，还能抛开压力与杂念，训练专心、判断力与时间感。

五十多岁：适合的运动包括游泳、重量训练、划船，以及打高尔夫球等。游泳能有效地加强全身各部位的肌肉与弹性，而且由于有水的浮力支撑，不像陆上运动那样吃力，特别适合疗养者、孕妇、风湿病患者和年纪较大者。重量训练能坚实肌肉，强化骨骼密度，提高其他运动能力；而打高尔夫球时如果能自己走路，自己背球袋，加快脚步，则常有稳定心脏功能的效果。心理上，游泳兼具振奋与镇静的作用，专心地划水让人忘却杂务；重量训练有助于提高自我形象满意度，让压力与烦躁都随汗水宣泄而出；团队一起划船能培养协同能力与团队精神；打高尔夫球则可让人更专心、更自律。

六十多岁以上：应该多做散步、交谊舞、瑜伽或水中有氧运动。散步能强化双腿，帮助预防骨质疏松与关节紧张；交谊舞能增进全身的韵律感、协调感和优雅气质，非常适合不常运动的人选择尝试；瑜伽能使全身更富弹性与平衡感，能预防身体受伤；水中有氧运动主要增强肌肉力量与身体的弹性，适合肥胖、孕妇或老弱者

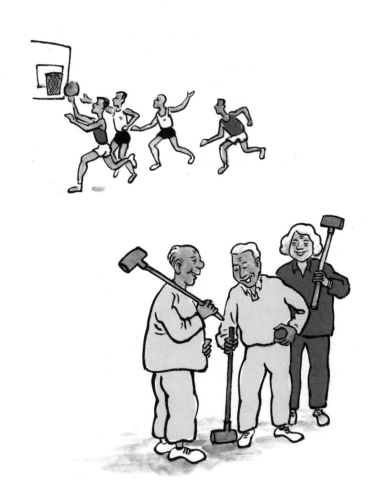

　　健身。这些都不是剧烈的运动，在健身之外，它们的最大功用是能
使人精神抖擞，感觉有趣，并且有社交的作用，是让老年人保持年
轻心态的好方法。

　　现在很多人说没有时间锻炼，我的经验是，什么时候你把体质
锻炼与功能锻炼看成跟吃饭、工作、睡觉一样，是生活中不可或缺
的重要组成部分，你的精神境界将达到一个新的高度，就会挤出时
间进行锻炼。因为每个人都要吃饭睡觉，无论你有没有时间，都要

吃饭睡觉。运动也要达到这样的境界，没有这样的指导思想就永远没有时间。要把运动当成一种自觉的行为。这一点我希望大家能悟出其中的道理，不要等到老了再想，现在就开始考虑。

如果一个人注意了心理平衡、合理膳食、戒烟限酒和适当运动这四大健康基石，那么他就可以使得高血压病的概率减少55％，糖尿病的概率减少50％，脑梗塞的概率减少75％，肿瘤的概率减少33％。

下面讲健康的第五大基石：早防早治。

早防早治

我们不能保证自己永远健康，每个人都有机会成为最不健康的1%或患慢性病的19%，但要有"我的健康我做主"的理念，定期检查，做到早发现、早诊断、早治疗，把疾病控制在萌芽期。

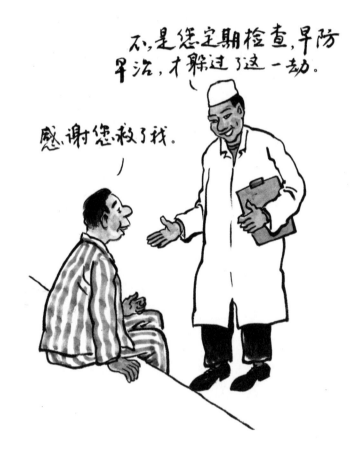

轻伤要下火线

广州市知名律师颜湘蓉演讲时猝死，广东省人民医院脑外科医生郭育大手术前猝死……其实他们在事发前一段时间都是有点不舒服的，像胸闷、心脏不适等，但都没当回事，不予重视，最后出了事。类似这样的例子太多了，而且很多是社会精英人士。"过劳死"这一曾经专属于日本人的现象，如今已经让我们司空见惯。

"轻伤不下火线"是国人耳熟能详的一句励志口号，"爱拼才会赢"也是许多人信奉的人生信条。这些铿锵激昂的口号，多少年来一直激励着各行各业的人们，为工作不惜流血流汗，有病也硬撑着干下去，不到最后关头决不轻言离开，也因此涌现了多少可歌可泣的先进人物和感人事迹。但是另一方面，反思这些事，又有多少优秀的社会精英人士因为长期"轻伤不下火线"而积劳成疾，遗憾地过早离开了我们？皮之不存，毛将焉附？

所以，我主张：不是非常时期，轻伤就要下火线。平时要善待自己，有病及时就医，保证身体健康，更好地服务人民，虽然我自己常常做不到。但是非典之后，我的身体出了一点问题，所以现在我也注意了。这次事件让我得出一个教训：忙于工作的人往往忽视身体的小病小恙，但实际上把治病的时间用来工作是得不偿失的。

有这么一句话："人的健康如堤坝保养，当最初发现有渗漏时，只需很少力量便可堵塞漏洞；如果不加理会，待要崩堤时才作补救，则纵使花费更多的人力物力，亦未必能挽回。"这句话值得每一个人认真思考、回味。

在中国，这些疾病，像恶性肿瘤、高血压、糖尿病、冠心病、慢性阻塞性肺疾病等，一般都是先有一些小的指标异常，往往是经过5年、10年，甚至15年后才慢慢发展成为心肌梗塞、脑血管意外等致命的问题。像李媛媛，41岁就死于宫颈癌，其实这种癌症是唯一可以预防的癌症，而且早期发现的治疗效果非常好；上海汤臣集团的前老总汤君年，56岁，死于糖尿病的酮症酸中毒，要知道这是一种只要稍微重视一下治疗就不会发生的严重的糖尿病并发症，还有

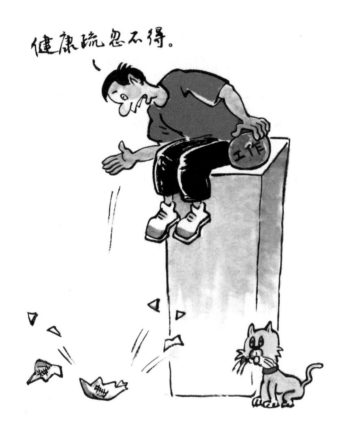

高秀敏、傅彪等都是大家比较熟悉的社会精英人士，皆因这样那样的疾病导致中年早逝。在这些英年早逝的例子中，很多中青年人以为自己年轻，身体好，而忽视健康，通常身体出现异常状况的时候都不太重视，不理会，死扛着，到了问题严重的时候才去医院。本来早一点治疗就是很小的问题，结果却往往拖到问题严重了，才来看医生，可是那个时候却无法挽回了。

我个人认为，健康与工作的不同在于：健康是条单行线，健康就像一颗空心玻璃球，一旦掉到地上就会粉碎，就一切化为乌有；工作如同一个皮球，掉下去后还能再弹起来。生命有限，健康无价，有了健康不等于占有了一切，但没有健康就没有一切。所以，我真心地希望每一个人都要珍惜自己的健康，早防早治，轻伤就要下火线。

过度疲劳等于追逐死亡

有调查显示，我国知识分子过劳死人数逐年增加。据2002年国家统计局统计，我国人口平均寿命已提高到72岁，然而我国知识分子的平均寿命只有58岁，北京市中关村的中年高级知识分子平均死亡年龄为53岁，比10年前缩短5岁。调查还发现，深圳近10年间有3000名中年知识分子死亡，他们的平均年龄只有51岁。无论是深圳、北京、上海、广州都是如此，越是工作辛苦、越有成就的人群中，英年早逝的现象就越普遍。究其原因，过度疲劳是罪魁祸首。有句话说，"40岁前用命搏钱，40岁以后拿钱买命"，就是这个道理。我在医院常常接触到这种病人，体会相当深。

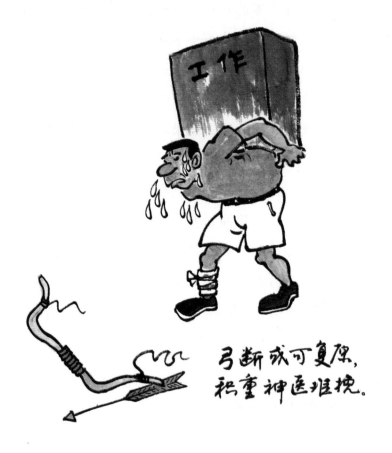

弓断成可复原，
积重神医难挽。

　　有一次，中山大学肿瘤医院院长给我讲了一个例子，有一位大企业家，到他们医院检查，查出是肿瘤，但发现的时间比较晚了。这位大企业家就说，你需要多少钱，多少亿，我都可以出，只要你能请到最好的专家，用最好的技术。这位院长说，我没有办法，世界上也没有办法，现在医学还没发展到这个程度——只要有钱就能治好病。为什么会这样呢？就是因为我们没有早防早治，没有注意。大家也知道，一个人存活的年龄，可以是别人的三倍，但一个人只能活一次。自从有人类以来，到现在为止，能够活在世界上的是占极少的一部分，几十亿分之一，因为大部分人都死了。那么我们这一代，我们是活着的，怎样才能活得好一点？因为过几十年以后，我们也都没了，又是下一代了，永远是死人多，这个是自然规律。一个人从一出生就像潺潺流水，需要呵护和保养，以后经过山泉就焕发出青春气息，然后通过滔滔的大江、大河，这就正是发挥才能的时候，最后流入大海，安安静静，无声无息。人的一生就是这样，永远是这样。但是为什么有的人就活得很好？

广州著名的老中医邓铁涛，在他90多岁的时候，我还经常跟他合作，研究重症肌无力。他擅长医治心血管病，虽然他患有冠心病，但他开会的发言激情饱满。他的养生之道是什么呢？"注意养神，调节七情，珍惜精气，节戒食欲，保护脾胃，饮食有节，重视运动，勿使过度。"我经常跟他交流，他问我做什么运动，我说打篮球。他说打篮球冲撞太厉害了，不要打了，做点适合的运动吧。他自创了一套养生秘诀，还自我按摩，练五禽戏、八段锦等。

再举个例子，大家知道的著名将领吕正操将军，101岁时，他回顾自己的前100年，说："我这一辈子，就是打鬼子，管铁路，打网球三件事。"他的人生格言是：人不在于活多久，而在于多做事。为什么他能比别的人长寿？关键是懂得生活的节奏，劳逸结合。

巴金说："美丽的中年，这是成熟的时期，海阔天空，任我翱翔。"最呵护自己、关爱自己的人也就是你自己，不是医生，也不是别人。我希望大家能关爱自己，希望大家能够精力旺盛地活下去，而且到70、80、90岁，开开心心的，不要活到50岁就已经残缺

下编
健康的五大基石

不全了，那就很没意义了。

那么，为什么要提倡早防早治？

早防早治是小投入大回报

一般对健康比较重视的人都是年纪比较大的人，如果把时间前移二三十年，在身体好的时候就重视防治，就能以最小的投入取得最大的回报。在临床上，这些年我们开展健康教育运动，为住院治疗的哮喘患者提供自我管理信息，帮助病友学会自我管理技术，结果使哮喘复发率减少了75%，住院时间减少了54%，大大减轻了患者的经济负担和心理负担。

疾病的发展过程简图与医疗费用的关系

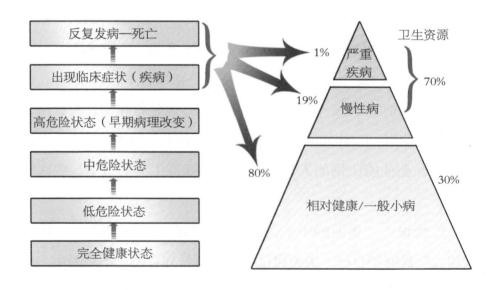

病情恶化对病人的影响图

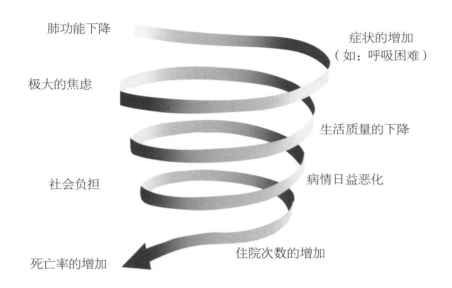

肺功能下降

症状的增加
（如：呼吸困难）

极大的焦虑

生活质量的下降

社会负担

病情日益恶化

死亡率的增加

住院次数的增加

在人群中最不健康的1%和患慢性病的19%共用了70%的医疗卫生费用。

最健康的70%人口只用了10%的医疗卫生费用。

我们不能保证自己永远健康，每个人都有机会成为最不健康的1%或患慢性病的19%，但要有"我的健康我做主"的理念，定期检查，做到早发现、早诊断、早治疗，把疾病控制在萌芽期。

发病早期，人感觉不到的疾病有：

1. 高血脂症、脂肪肝。

2. 高血压病。

3. 冠心病。

4. 糖尿病。

5. 慢性阻塞性肺病。

6. 肿瘤。

······

我再以慢性阻塞性肺病为例子，谈谈早防早治的重要性。慢性阻塞性肺疾病（简称慢阻肺或COPD），是一种破坏性的肺部疾病，其症状为气流受限、气短、咳嗽、气喘并且伴有咳痰，会逐渐削弱患者的呼吸功能。它发病率高，易反复，病程长，呈进行性，并发症多，治疗成本高，预后不良，常死于呼吸衰竭和肺心病。COPD是目前世界上造成人类死亡的第五大疾病，在我国则居第三位，并在世界范围内呈进行性上升趋势。

1965—1998 年间美国的各种疾病死亡率（％）变化图

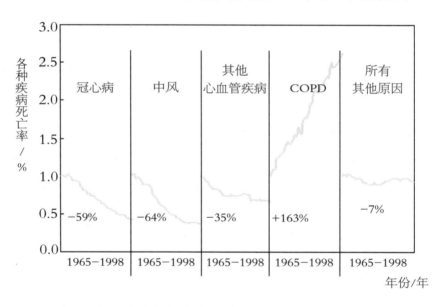

2007年，我们在全国9个大城市进行调查的结果显示，我国40岁以上的人群COPD患病率达到了8.2％，其中男性占12.4％，女性是5.1％，这意味着全国大概有3800多万的COPD患者。本来，早发现、早治疗可减缓COPD发病进程，阻止由此引起的肺组织

破坏，提高生活质量，降低死亡的危险。但是该病早期症状并不明显，且疾病进程比较缓慢，所以通常不为医生和患者所重视，从而延误了诊断和治疗。我们的调查发现这些患者中大约有一半的人根本没意识到自己患病，而医生的诊断率也非常低，不到40%。

在症状出现之前，患者的肺功能已开始下降。这是因为人的很多器官具有较强的生理代偿能力，有的功能即使下降了30%左右，人的生活也许不会受到太大影响，而一旦到了40%或以上，其功能损失就会成倍地增加，很多问题都会暴露出来。所以，有的人会出现这种情况，当发现自己上楼梯气短、走路呼吸困难时，已经是慢阻肺的中晚期，往往错失了治疗最佳时机，疾病反复发作，只能反复住院，花费巨大。

近 6 个月中 COPD 病人急性发作期的发作天数

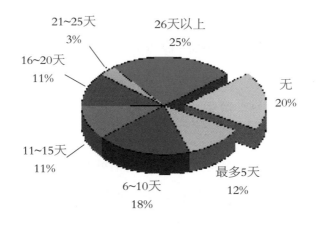

（总的观察病人数：752名病人）

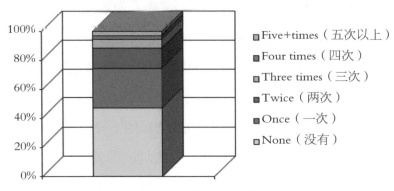

COPD 病人一年内住院次数

- Five+times（五次以上）
- Four times（四次）
- Three times（三次）
- Twice（两次）
- Once（一次）
- None（没有）

Base: 752 patients（观察病人数：752名病人）

参加调查的多家医院COPD急性加重的结果显示：6个月中，COPD患者急性加重的天数在10天以上者占50％，一年内需要住院一次以上者占60％多。这是多么大的经济负担啊。

所以，我建议慢阻肺疾病的高危人群，包括长期抽烟的人（尤其是40岁以上大量吸烟的人），反复呼吸道感染的人，长期有室内污染如农村地区烧柴火、有烟雾的人，从事的职业有粉尘环境的人，应常规进行慢阻肺疾病的检查。

定期体检，疾病早发现

很多医生在临床中常听到的一句话就是："我一直都挺好的，怎么一下就病得这么重。"高血压、糖尿病、冠心病、肿瘤、慢阻肺、脑血管意外等许多慢性病，早期一般都没什么症状，等出现典型症状时往往已是中、晚期，治疗难度和费用都会大大增加。定期体检可以及时发现一些不易觉察的早期疾病，并及早进行干预治疗。这样可大大降低慢性病的发病率、致残率和死亡率。一些先进国家由于体检的普及，有效地控制了慢性病的发病率。例如在德国，95%的人每年都体检一次，德国人的高血压发病率减少了4%，冠心病发病率下降了16%。

体检的好处不仅在于降低慢性病的发病率，还能节省可观的医疗费用。德国经济学家分析认为，在体检中每投入1欧元，能节省3～6欧元的医疗费。健康教育专家洪昭光指出，对于中国人来说，前期体检、预防投入1元钱，至少可节约八九元的医疗费，相应还可节约100元的抢救费。现实中不少市民总觉得体检需要花一大笔钱，不舍得投入几百块钱来了解自身的状况。复旦大学公共卫生学院完成的一项调研发现，我国城市居民的体检现状仍不容乐观。在900名接受调查者中，每年参加体检的人数不到50%，男性群体和年轻人的体检意识更是薄弱。

越是工作忙碌、事业有发展和成就的人，对健康可能更疏忽。据《浙江省百名民营企业家健康状况调查》数据显示：48%的企业家承认在一年内没做过全面检查，有5%左右的人又过于注重药物或过于依赖医生，而忽略了运动、心理等因素的调节作用。更严重的是，多数企业家不知道如何减压，自己承受压力，从而对身体造成巨大负荷，当病魔袭来的时候，一切都已经晚了。事实上，相对女性而言，男人的工作压力及工作强度更大，不少男人还有烟酒多、应酬多、运动少等不良生活习惯，属于疾病的高发人群，更应重视定期体检。

目前我国体检人群中，80%为单位体检，10%为招工体检，个人自愿体检的比例仅为10%。建议在全社会大力倡导体检意识，普

119
下编
健康的五大基石

及健康体检知识，让越来越多的人主动加入到体检行列，为健康提供超前保障。

提倡个性化健康体检

目前单位体检仍是我国体检人群的"主力军"。然而，单位体检的检查项目基本上是人人一样的。其实，不同年龄、性别、职业的人所需的检查项目侧重点应有所不同。

比如，白领一族常处于高度紧张的精神状态中，易引起心血管、颈椎、腰椎等方面的疾病。白领的工作环境也对健康潜藏"杀机"，他们长时间待在空调房，要面对布满计算机的环境，容易遭受电磁辐射，加上长期伏案工作，久而久之，易引起"电脑综合征"、颈椎病、腰椎病等疾病。因此，白领一族的体检，特别要重视心脑血管、颈椎、腰椎、血液方面的检查。

中年人较多出现血压、血脂、血糖偏高以及免疫功能偏低等问题，并且向心脑血管疾病演变的概率极高。因此，40岁以上的人更要注意高血压、冠心病、糖尿病、脑梗塞以及某些肿瘤的筛查。对一些特殊人群，要注意定期健康体检，像抽烟史超过10年这样的高危人群，肺癌的发病率明显增高，更是要提高警惕。只有拥有健康的身体，人生才有真正的价值。

体检应提倡个性化。检查前，最好让体检专科医生对你的过往病史、家族病史、身体现状等有一个了解，然后再定体检菜单。这是一个有效体检的开始。个人的既往病史，尤其是重要疾病病史，是体检医生判定受检者健康现状的重要参考依据。

定期体检可防微杜渐，防患于未然

疾病的发生、发展和转归是一个自然进程，许多疾病刚开始时人们不会太在意它的征兆，当感觉到问题严重了，往往误了最佳的时间。像人体的动脉硬化这个过程，开始血管是正常的，以后慢慢的，往往由于高血压等一些因素，造成一些缺口。这个缺口用什么来补上呢？胆固醇。胆固醇一补上，就会把血小板聚集起来，形成一个斑块。时间长了，斑块越来越多，每年血管都以

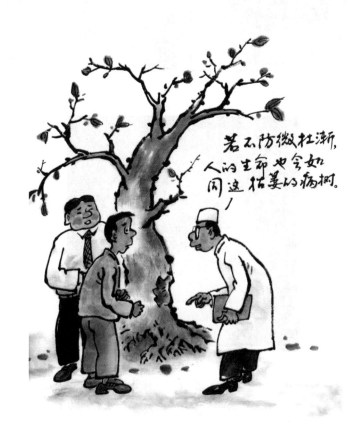

1%～2%的速度狭窄，假如抽烟，或有高脂血症、高血压病等，血管狭窄的速度将加快至3%～4%，最后把血管给堵住了。这就是我们常见的冠心病。其实早期就会有征兆，比如心前区不舒服等。要是不注意的话，就会出问题，发展至心肌梗死。

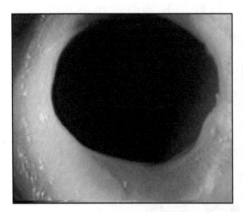

血管堵塞 50% 剖面图

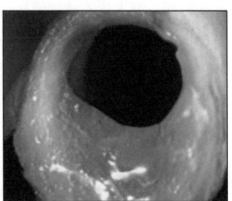

血管堵塞 70% 剖面图

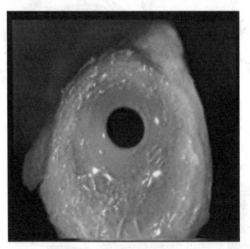

血管堵塞 90% 剖面图

人体血管剖面图——不同时期，不同形状

堵塞 50%，没有感觉；堵塞 70%，头晕、手脚麻木；堵塞 90%，随时可能中风、偏瘫

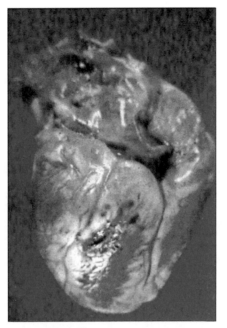

心脏破裂

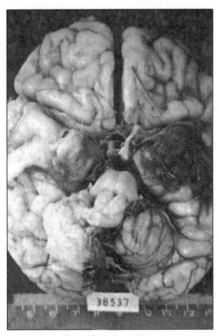

脑血管破裂引起脑出血

脑血管也是这个样子。开始很通畅，但由于饮食不注意，胆固醇高了，高脂血症了，慢慢地管壁就会附着一些胆固醇斑块，加上血小板聚集，以后就慢慢窄了。这个时候，可能还没有症状。当狭窄到一定程度，结果脑中风了，这个时候治疗，难度就大了。

著名演员古月，广泛心肌梗死；著名小品演员高秀敏，突发心肌梗死。试想一下，如果他们能定期体检，注重反映出来的信息，做到早期发现、早期预防治疗，可能就不会这么早去世。如果这些优秀的精英们能平均再多活一二十年的话，对国家的贡献是不是更大呢？

癌症发现早，大多能治好

在很多人看来，癌症（恶性肿瘤）和绝症是画等号的。癌症对人确实是危险敌人，不过并非像一些电影、小说描写的那样，横行无阻，必然导致人们死亡。大量事实说明，癌是"可治之症"。据国内外资料报道，早期癌症的5年治愈率（除肝癌外）均在90%以上。若早晚期加在一起，10种主要癌症的5年治愈率也达41%。因此，美国的一位肿瘤研究方面的负责人曾说过："我们常听说癌症是美国人最怕的疾病，但令人感到意外的是：它是美国目前最能治愈的慢性病之一。"当然，我们现在并不十分乐观，因为，如上所说，早期癌症治愈率能达到90%，而早晚期癌症加在一起只有40%左右治愈率，还有60%之差。所以，要提高癌症的治愈率，关键在于早期发现、早期诊断、早期治疗。

美国国家癌症学会负责人埃肯巴克博士表示，生物医疗技术的进步，使检测手段更有效、治疗技术更先进。这使癌症能早发现、早治疗，并使癌症死亡率大大降低。

以肺癌为例，由于空气污染、环境失控、吸烟人群的持续上升等因素，近数十年来，肺癌的发病率一直在持续上升。20年来，我国肺癌死亡率男女性别均有大幅度上升，1973—1992年，我国男性肺癌死亡率增加158%～194%，女性增加122.55%。以上海、北京等大城市为例，肺癌发病率中男性患者一直遥遥领先，稳居第一。女性癌症中，虽然乳腺癌位居第一位，但肺癌已经后来居上，上升到了第二、第三位的地位。在上海地区，肺癌的死亡率不论男女都已占第一位。2002年，我国新增肺癌病例为269 650人，居当年所有肿瘤新增病例的首位。2002年，我国肺癌死亡人数为340 360人，也居当年所有肿瘤死亡人数的首位。而肺癌的治疗效果近10年中没有显著的增高，其5年生存率仅为10%～15%，且晚期肺癌的住院费用也非常高。

以1998年38例腺癌和74例鳞癌为例，平均每次每人住院费（药费、治疗费、手术费、检查费、化验费、放疗费、输血费和其他费用），Ⅰ期患者18019.44元，Ⅱ期患者26186.74元，Ⅲ期患者22006.40元，Ⅳ期患者32534.10元。

研究发现，尽管Ⅰ期肺癌的5年生存率可以达到80%以上，但很不幸，早期肺癌的诊断太少了，80%的肺癌患者在确诊时已属晚期，早期诊断的比例只占晚期肺癌病人的5%。所以，早发现、早治疗至关重要！

我们研究所与珠海市保健办合作，对珠海地区的干部进行了癌症筛查，于1994年开始对460个高危人群使用低剂量螺旋CT（这种方法的射线剂量仅仅为正常CT的六分之一剂量，对人体基本无影响）进行筛查工作，至2002年，共对4400人次进行了共8年的年度普查，共检测出肺癌48例，其他良性病变32例。

肺癌高危人群入选条件：

1. 年龄大于45～50岁。

2. 吸烟史10年以上。

3. 家族血统中有肿瘤病史/本人有肿瘤或结核病史。

4. 职业或环境污染接触史。

上述48例肺癌患者中肿物小于1.5厘米的有36例，Ⅱ期8例，Ⅲ期4例，检出率为1.04%。其中Ⅰ期肺癌在微创根治术后5年生存率达85%。我们知道，肺癌的5年生存率很低，一般只有15%。但是在我们这个研究中，由于对他们进行了普查，早期发现肿瘤，早期治疗，肺癌的5年生存率大大提高，达85%，这是一个多么惊喜的结果呀！

有一位病人，体检时CT发现肺部有一个很小的肿物，经过专家会诊，认为应该进行手术，结果取出来的是腺癌。因为是早期，他现在精神还很好，生龙活虎的。假如当初没有早期发现，再过一年，肿瘤长大了，转移了，那就没希望了。事情常常就差这么一点。

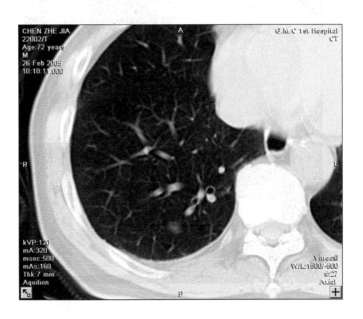

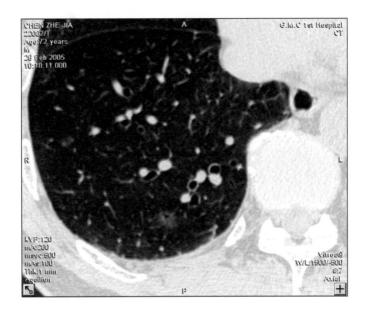

7mm 磨玻璃样结节影，1mm 扫描层厚可以清晰地观察到结节内的小空洞病灶，手术证实为肺泡癌

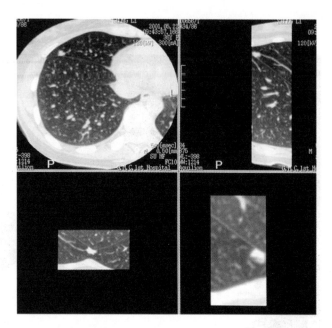

小腺癌，多种层面观察

　　最近的一个大规模多中心的研究更加证实了这一重要性。该研究筛查了31 567个无症状，有吸烟史，或有职业性暴露史，或曾经吸过二手烟的群众，然后评估了其中患I期肺癌的人群的10年生存率。在筛查的总人群中，有484人被诊断为肺癌，412人（85%）是I期。这些I期肺癌病人的10年生存率是88%。其中302人在诊断一个月内做了手术，他们的10年生存率是92%；8例病人未接受治疗，均在诊断后5年内死亡。研究者霍洛维兹博士称："如果是I期肺癌，那10年存活率是88%。发现I期肺癌最简单的方式就是螺旋CT。如果能早期诊断，你不敢肯定他们能活多久，但肯定能让他们多活10年。但到出现临床症状才就医诊断，就很难做到这些，且I期肺癌的手术费用不到晚期肺癌治疗费用的一半。"

这项研究结果很快在医学界引起了强烈的反响。美国癌症协会的癌筛查主任史密斯博士说："这个发现意义重大，它是来自多中心的，这种筛查方式可以成功地应用到其他情况。"纽约市雷诺斯山医院的肺科专家霍洛维兹博士说："这是一项非常重大的发现，如果你能在早期发现肺癌，那基本上可以说你能治疗肺癌，这种癌是第一号杀手，但往往诊断出来已太迟了。"

所以，每年做一次体检，可以早期发现很多问题。比如肺癌、肝癌、胃癌、肠癌、乳腺癌、宫颈癌、乳腺癌、前列腺癌等肿瘤。

肝癌也一样，小的肝癌，做普通的超声检查就可以发现，一旦发现尽快手术，预后就好多了。

前列腺癌也是，研究发现，前列腺癌会使患者体内一种名为前列腺抗原（PSA）的含量升高，通过检测PSA在体内含量的变化，对于检测前列腺癌的发病有一定帮助，可以提高前列腺癌的早期诊断率。

妇科肿瘤现在很常见，特别是子宫颈癌，宫颈癌在妇癌中发病率占第一位；全球每年新发病例约有45万左右，其中80%发生在发展中国家；全球每年有2万～3万妇女死于宫颈癌。

我国由于普查普治工作的广泛开展，子宫颈癌发病率及死亡率已有明显的下降，20世纪70年代死亡率为10.28/10万；90年代为3.25/10万，下降了68.4%。我国发达城市的发病率已达世界最低水平。但近年由于人乳头状瘤病毒（HPV）病毒感染率显著上升，宫颈癌发病有反弹的征象，并呈年轻化的倾向。

但是大家要记住：宫颈癌虽是妇科最常见的恶性肿瘤，但也是唯一可预防的妇科癌瘤。所以，女性只要到一定年龄，每年定期做一次很简单的细胞学检查和病毒检测，就能早期发现，早点处理，解决问题。

拯救更多的乳房

乳腺癌也是一个非常严重的问题。美国癌症协会估计：1994年全美国有18.2万新发乳腺癌病人，约4.6万死于乳腺癌，死因占妇科癌症第一位。在中国，新发乳腺癌病人也增加得很快，原因也不是很清楚，可能跟生活方式、饮食有关系。广州市1994—2003年对288 857例妇女的乳腺疾病监测发现，乳腺增生平均检出

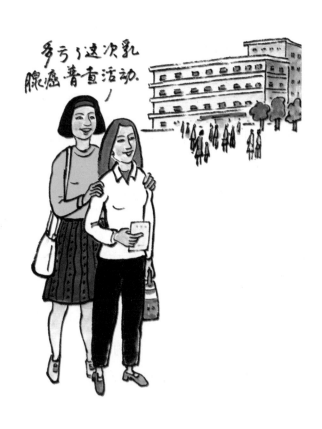

多亏了这次乳腺癌普查活动。

率为49.3 /10万；2003年乳腺癌检出率达123.7 /10万；高发年龄是40～49岁。

上海：1972—1974年，乳腺癌检出率18.3/10万；1987—1989年，25.1/10万，增加37.6％。

北京：1990—1991年，乳腺癌检出率25.7/10万，2000年35.1 /10万，增加36.6％。

所以，我很赞成我的朋友徐光伟教授发起的全国百万妇女乳腺癌普查活动。因为乳腺癌很容易发现和预防，而且发现了以后，现在也不需要用全乳切除术了，就是局部把病灶剔走、拿掉，再做一些处理就解决问题了。这些检查，特别是年龄大于40岁，未孕、未哺乳或有乳腺癌家族史，有多年良性病变的妇女者，都要比较注意。要学会自我检查，花15分钟，每天自我检查，对健康进行自我维护。

常见癌症的预警信号

我国的很多有关癌症与健康的书籍、杂志或网站上，有很多癌症早期发现的介绍，下面列举一些，大家可以参考相关的书籍。

1. 八大警号。

世界卫生组织曾提出下列"八大警号"，作为人们考虑癌症早期征兆的参考。

（1）可触及硬结或硬变，例如乳房、皮肤及舌部发现的硬结。

（2）疣（赘瘤）或黑痣有明显变化。

（3）持续性消化不正常。

（4）持续性嘶哑、干咳及吞咽困难。

（5）月经期不正常，大出血、月经期外出血。

（6）鼻、耳、膀胱或肠道不明原因的出血。

（7）不愈的伤口，不消的肿胀。

（8）原因不明的体重减轻。

2. 十大症状。

中国医学科学院根据我国的情况，提出下列十大症状，作为引起人们对肿瘤注意的警号。

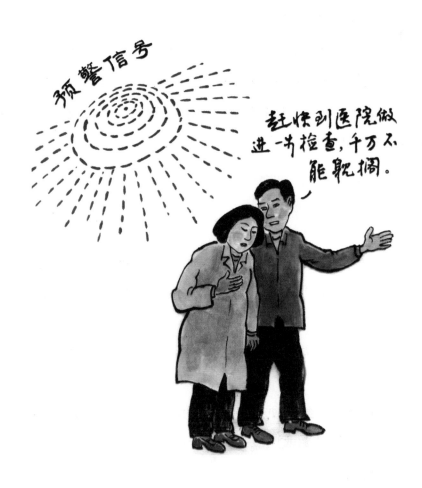

（1）身体任何部位，如乳腺、颈部或腹部的肿块，尤其是逐渐增大的。

（2）身体任何部位，如舌头、颊黏膜、皮肤等处没有外伤而发生的溃疡，特别是经久不愈者。

（3）中年以上的妇女出现不规则阴道流血或分泌物（俗称白带增多）。

（4）进食时胸骨后闷胀、灼痛、异物感或进行性加重的吞咽不顺。

（5）久治不愈的干咳或痰中带血。

（6）长期消化不良、进行性食欲减退、消瘦，又未找出明确原因者。

（7）大便习惯改变，或有便血。

（8）鼻塞、鼻衄、单侧头痛或伴有复视。

（9）黑痣突然增大或有破溃、出血、原有的毛发脱落。

（10）无痛性血尿。

除上述八大警号和十大症状外，还有以下一些征兆，也要高度警惕。

（1）单侧持续加重的头痛、呕吐和视觉障碍，特别是原因不明的复视。

（2）耳鸣、听力下降、回吸性咯痰带血、颈部肿块。

（3）原因不明的口腔出血、口咽部不适、异物感或口腔疼痛。

（4）无痛性持续加重的黄疸。

（5）乳头溢液，特别是血性液体。

（6）男性乳房增生长大。

（7）原因不明的疲乏、贫血和发热。

（8）原因不明的全身性疼痛、骨关节疼痛。

另外，癌前病变也应视为早期征兆。如黏膜白斑病、皮肤慢性溃疡、瘘管、增殖性疤痕（特别是化学药品烧伤引起的疤痕）、萎缩性胃炎和肠上皮化生、直肠多发性息肉、皮肤角化症（特别是大小鱼际处的手掌角化症、乳腺囊性小叶增生病、宫颈糜烂、宫颈息肉等）可发展为癌症。

3. 正确对待早期征兆。

必须强调指出，无论是八大警号还是十大症状中的任何一项，都不是癌症所专有的。有了这些项目中的一项甚至几项，也并不能说明就是患了癌症。例如，有些肺部真菌感染或肺的肉芽肿性疾病，多有咳嗽、咯血症状，胸片或CT也酷似肺癌的表现，但却不是肺癌；中年妇女常见的子宫内膜增殖症的阴道霉菌感染，亦可导致月经大出血和白带增多；食管炎和食管憩室也可引起进食时胸骨后闷胀、不适和灼痛等感觉；慢性萎缩性胃炎病人常有消化不良及食欲减退等症状；溃疡性结肠炎及肠息肉也可引起便血；鼻息肉和偏头痛也可引起单侧鼻塞及头痛；在血吸虫流行区，也可因血吸虫病而引起乳糜血尿，等等。总之，有上述警号或症状中的一至几项，不一定就是患了癌症，不能把这些征兆看成是确诊癌症的依据，不能因为有一至几个征兆，就惶恐万状，举家不安。但是，上述的警号和症状，又确实可能属于某些癌症的早期征兆，如果掉以轻心，往往会延误诊断和治疗。

4. 常见癌症的早期征兆。

（1）肺癌：略（见前述）。

（2）食管癌：吞咽食物有迟缓、滞留或轻微哽噎感，可自行消退，但数日后又可出现，反复发作，并逐渐加重。在吞口水或吃东西时，总感觉胸骨有定位疼痛。平时感觉食管内有异物且与进食无关，持续存在，喝水及吞咽食物均不能使之消失。

（3）胃癌：突然出现原因不明的消化不良症状，而且比较顽固，进展快；突出的表现为食欲迅速下降、食后腹部饱胀感及不适感，同时，体重明显降低。或者，过去没有胃痛（"心窝痛"）的人，突然出现反复的胃痛；以前虽有胃痛，但近来疼痛的强度、性质、发作的时间突然改变，且原来治疗有效的药物变得无效或欠佳。

（4）大肠癌：凡30岁以上的人出现腹部不适、隐痛、腹胀、大便习惯发生改变，出现便秘、腹泻或者交替出现，有下坠感，且大便带血，继而出现贫血，疲乏无力，腹部摸到肿块，应考虑大肠癌的可能。其中沿结肠部位呈局限性、间歇性隐痛是结肠癌的第一个报警信号。下坠感明显伴大便带血，则是直肠癌的信号（大肠癌包括结肠癌和直肠癌）。

（5）肝癌：早期肝癌无特异性症状，如有亦多是癌前疾病的一些复杂表现。但是如果慢性肝炎或肝硬化的病人，右上腹或肝区出现刺痛或疼痛加剧，身体不适，食欲减退，进行性消化不良，伴有顽固性腹泻及体重明显下降时，应高度警惕。

（6）鼻咽癌：鼻咽癌的早期征兆有一个共同特点，就是症状（和体征）多发生于单侧。单侧涕血（指擤出）、单侧鼻血、单侧耳鸣、单侧听力下降、单侧头痛、单侧颈淋巴结肿大。

（7）乳腺癌：乳房发生异常性变化，如摸到增厚或包块、胀感、出现微凹（"酒窝征"）、皮肤变粗发红、乳头变形、回缩或有鳞屑等，疼痛或压痛，非哺乳期妇女突然出现单侧乳头流水（乳样、血样、水样液体）。

（8）宫颈癌：宫颈癌的早期症状主要有以下几方面。

①性交、排便、活动后阴道点滴状出血，血液混在阴道分泌物中。开始出现量少，常自行停止。

②不规则阴道出血，尤其是停经多年又突然阴道出血。

③白带增多，呈血性或洗肉水样。

④下腹部及腰部疼痛。

出现上述其中一项以上者都要及时进一步检查。重点是不规则阴道出血，接触性出血和白带过多。

（9）脑肿瘤：主要表现为头痛和呕吐。头痛很特别，往往是在清晨醒来时头痛最重，起床后可逐渐减轻，以前额、后枕部及两侧明显。头痛多伴喷射状呕吐，与进食无关，尤其是疼痛剧烈时，而呕吐后头痛即减轻。

（10）白血病：发热、出血、贫血是（急性）白血病的三大早期症状。体温为37.5～38.5℃，常伴有感染，如皮肤、呼吸道、肠道、口腔、泌尿系统等部位炎症。出血可发生在任何部位，但以皮下、口腔、鼻、牙龈等处常见。出血程度可由淤点、淤斑以至口、鼻腔大出血。贫血是因为红系造血障碍和出血所致，且演进迅速，病人面色苍白。此外，可出现淋巴结肿大和骨关节疼痛，有特征意义的是胸骨轻压痛。

5. 自我检查。

除掌握上述癌症的报警信号外，学会自我检查，更有利于早期发现癌症。

（1）最少每月一次自行触摸颈部、腋窝、腹股沟等处，检查是否有肿大的淋巴结（一般认为，小于花生米大小的淋巴结属于正常），肿大淋巴结质地如何，是否固定，有无压痛。

（2）长期咳嗽时，应注意咳出的痰中是否有血丝掺杂，注意咳嗽的时间、胸痛的部位、血量的多少、血丝的颜色等。

（3）食欲不振并出现消瘦、上腹痛时，若伴有恶心呕吐，要注意观察呕吐物中是否带有黑褐色内容，注意观察大便是否呈柏油样或带血，大便的形状是否有改变。

（4）女性每天或每周观察白带是否混有血性分泌物，白带是否带有腥臭味。

（5）每天大、小便的习惯有无改变。特别注意大便时有无疼痛感、下坠感及粪便的外形有无改变。小便时观察射程是否缩短，有无白色分泌物排出，有无血尿，会阴部是否有不适感等。

（6）长期原因不明发热时，应注意测量体温，每日 4 次，早、中、晚、夜间各一次，连续三天，并做记录，详见下表。必要时查血常规、血沉等。

测量体温记录表

天数	测量时间			
	早上	中午	晚上	夜间
第一天				
第二天				
第三天				

（7）男性应注意阴茎包皮是否过长，尿道口处是否有溃疡结节，阴茎冠状沟是否有易出血的菜花样肿物。

（8）剧烈活动后出现四肢疼痛且活动受限制时，应注意四肢关节有无肿胀，皮下是否可触摸到肿物。若四肢长骨部位出现无痛生肿块，应及时去医院骨科就诊。

（9）随时注意身体表面各部位的黑痣变化，看看是否在短时间内生长迅速、破溃。